A MÃE E O BEBÊ PREMATURO
O QUE A PSICANÁLISE TEM A DIZER?

Editora Appris Ltda.
1.ª Edição - Copyright© 2024 da autora
Direitos de Edição Reservados à Editora Appris Ltda.

Nenhuma parte desta obra poderá ser utilizada indevidamente, sem estar de acordo com a Lei nº 9.610/98. Se incorreções forem encontradas, serão de exclusiva responsabilidade de seus organizadores. Foi realizado o Depósito Legal na Fundação Biblioteca Nacional, de acordo com as Leis nos 10.994, de 14/12/2004, e 12.192, de 14/01/2010.

Catalogação na Fonte
Elaborado por: Josefina A. S. Guedes
Bibliotecária CRB 9/870

C198m
2024
	Campos, Karina Stagliano de
	   A mãe e o bebê prematuro: o que a psicanálise tem a dizer? / Karina Stagliano de Campos. – 1. ed. – Curitiba: Appris, 2024.
	   164 p. ; 21 cm. – (Saúde mental).
	
	   Inclui referências.
	   ISBN 978-65-250-5562-6
	
	   1. Psicanálise. 2. Recém-nascido prematuro. 3. Maternidade. I. Título. II. Série.
	
	                                  CDD – 150.195

Livro de acordo com a normalização técnica da ABNT

Appris
editora

Editora e Livraria Appris Ltda.
Av. Manoel Ribas, 2265 – Mercês
Curitiba/PR – CEP: 80810-002
Tel. (41) 3156 - 4731
www.editoraappris.com.br

Printed in Brazil
Impresso no Brasil

Karina Stagliano de Campos

A MÃE E O BEBÊ PREMATURO
O QUE A PSICANÁLISE TEM A DIZER?

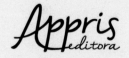

FICHA TÉCNICA

EDITORIAL	Augusto V. de A. Coelho
	Sara C. de Andrade Coelho
COMITÊ EDITORIAL	Marli Caetano
	Andréa Barbosa Gouveia - UFPR
	Edmeire C. Pereira - UFPR
	Iraneide da Silva - UFC
	Jacques de Lima Ferreira - UP
SUPERVISOR DA PRODUÇÃO	Renata Cristina Lopes Miccelli
ASSESSORIA EDITORIAL	Miriam Gomes
REVISÃO	Katine Walmrath
DIAGRAMAÇÃO	Renata Cristina Lopes Miccelli
CAPA	Julie Lopes

COMITÊ CIENTÍFICO DA COLEÇÃO SAÚDE MENTAL

DIREÇÃO CIENTÍFICA	Roberta Ecleide Kelly (NEPE)
CONSULTORES	Alessandra Moreno Maestrelli (Território Lacaniano Riopretense)
	Ana Luiza Gonçalves dos Santos (UNIRIO)
	Antônio Cesar Frasseto (UNESP, São José do Rio Preto)
	Felipe Lessa (LASAMEC - FSP/USP)
	Gustavo Henrique Dionísio (UNESP, Assis - SP)
	Heloísa Marcon (APPOA, RS)
	Leandro de Lajonquière (USP, SP/ Université Paris Ouest, FR)
	Marcelo Amorim Checchia (IIEPAE)
	Maria Luiza Andreozzi (PUC-SP)
	Michele Kamers (Hospital Santa Catarina, Blumenau)
	Norida Teotônio de Castro (Unifenas, Minas Gerais)
	Márcio Fernandes (Unicentro-PR-Brasil)
	Maria Aparecida Baccega (ESPM-SP-Brasil)
	Fauston Negreiros (UFPI)

*Aos bebês prematuros, que lutam por suas vidas,
e às suas mães, que, no silêncio da dor, clamam pela vida dos filhos.*

AGRADECIMENTOS

Nessa trajetória, agradeço primeiramente aos meus amados pais, Antonio Carlos e Irene, pois sem seu suporte, educação, conselhos e amor, nada disso seria possível.

Ao meu amado esposo, Vitor, por seu carinho, apoio, incentivo, paciência, dedicação e, sobretudo, amor.

À minha amada e adorada filha, Sophia Helena. Sem você, sem seu carinho, amor e paciência, a possibilidade de aposta na publicação deste livro seria impossível.

À orientadora deste trabalho, Dr.ª Silvia Nogueira Cordeiro, que desde minha graduação sempre foi um exemplo de profissional a ser seguido. Agradeço seu apoio, aposta, orientação e dedicação durante todo esse tempo.

Às mulheres e mães que se dispuseram a falar sobre sua dor e a compartilhar esse momento.

Aos bebês prematuros, pela transmissão de força pela vida e de resiliência.

A todos os colegas que foram fundamentais para a produção desta pesquisa.

A todos, meu muito obrigada.

CARTA DE UMA MÃE DE BEBÊ PREMATURO

Ser mãe de prematuro é ser pega pela surpresa e o despreparo.

É não segurar seu filho nos braços quando nasce.

É olhar pela incubadora.

É sentir sua cria pela ponta dos dedos esterilizados em álcool gel.

Ser mãe de prematuro é ser viciada no monitor.

E ver seu filho respirando por aparelhos com sensores medindo o que há de vida na sua criança. São os benditos 88% de saturação.

É tirar leite na máquina. É ver o leite entrando pela sonda.

E torcer para a quantidade aumentar todo dia.

É ter paranoia com o processo ganha/perde de peso diário.

Num dia ganha 10 gramas e no seguinte perde 15. Isso é um desespero.

É se incomodar com as aspirações e manobras, mas saber que é um mal necessário.

É ver picadas e mais picadas para exames e não respirar enquanto o resultado não aparece.

É chegar ao hospital com o estômago em cambalhotas com medo do que vai ouvir do pediatra. Para ser mãe de UTI, tem que virar pedinte e mendigar todo dia uma boa notícia.

Mesmo que seja a bendita palavrinha "estável" — significa que não melhorou, mas também não piorou.

E não se esquecer de agradecer o cocô e o xixi de cada dia.

Sinal de que não tem infecção.

Mãe de prematuro também tem rotina. UTI-casa-UTI de segunda a segunda.

Sem descanso.

E como é possível descansar?

Para ser mãe de prematuro, é preciso muita fé.

Porque na hora do desespero é você e Deus.
É joelho no chão do banheiro da UTI para pedir milagre,
ou pedir que acabe o sofrimento.
Haja fé. E só com fé.
É ser a Rainha da Impotência, por ver o sofrimento e a dor do seu bebê
e simplesmente não poder fazer nada. Só confiar.
É bater papo com seu filho através da incubadora.
E ter lágrima escorrendo pelo rosto todo dia por não poder sentir seu cheirinho
e beijar seus cabelos.
Mas ser mãe de prematuro é superação, é ter história para contar.
É entender de um monte de doenças que ninguém nem imagina que existe.
É contar o tempo de um jeito diferente. Idade cronológica e idade corrigida.
É difícil de entender.
É sair da UTI com festa e palmas. E deixar por lá amigos eternos e preciosos.
Ser mãe de prematuro é ter medo do vento, da bronquiolite, do inverno e do hospital.
Toda mãe é um ser guerreiro por natureza.
Mas a mãe de prematuro precisa ser guerreira em dobro.
E isso nos difere e ao mesmo tempo nos iguala.
Lutadoras, perseverantes, resilientes, frágeis a ponto de desabar a qualquer momento,
mas com uma força absurda.
Uma força que talvez venha de um útero vazio antes do tempo.
Assim são as mães dos bebês que nascem antes...

(Autor/a desconhecido/a)

PREFÁCIO

A teoria psicanalítica nasceu das inquietações freudianas provocadas por sua escuta clínica. É nessa dobradiça entre teoria e clínica que encontramos a origem da psicanálise e os seus avanços ao longo de mais de um século, contrariando as vozes que decretam seu desaparecimento desde os primórdios.

Sabemos que as pesquisas no campo da psicanálise diferem das investigações científicas que seguem um protocolo positivista. Um psicanalista que se reconhece não-todo estará sempre advertido de que seus estudos e teorias jamais encobrirão totalmente as lacunas advindas de sua experiência de escuta. Eis uma preciosidade que guardamos em nosso campo: uma verdade nunca alcançada totalmente, um saber que não se esgota por completo.

Nesse esteio, partindo das interrogações advindas de uma experiência clinico-institucional em práticas de intervenção precoces junto a bebês em risco quanto à sua estruturação psíquica, a perspectiva de uma pesquisa em psicanálise abriu-se como uma via possível na produção de contornos teóricos àquilo que a autora testemunhava em sua práxis.

Uma pesquisa qualitativa assentada no método clínico foi a mão que embalou o berço deste livro. Uma publicação que se propõe a não somente apresentar noções e conceitos teóricos, mas sobretudo, uma rica articulação destes com a escuta clínica sensível de uma psicanalista atenta às vicissitudes da relação de mães com seus bebês nascidos prematuramente. Diante do encontro com o Real que a experiência clínica lhe impôs, tal como se dá por ocasião do nascimento de um filhote humano, a pesquisadora-psicanalista tratou de produzir uma tessitura simbólica-imaginária que tornou possível a escritura deste texto.

O campo das intervenções precoces, mediante a articulação viva entre vários saberes, tem produzido inúmeras investigações e infinitas descobertas sobre os tempos da constituição do sujeito. Já é consenso que a passagem do infans — aquele que é falado pelo Outro; ao falasser — posição de sujeito falante e desejante, se dá de um modo complexo e exige uma rede conceitual para o seu entendimento. O desamparo humano, já apontado por Freud[1] no início de sua obra, evidencia a real necessidade de um Outro primordial — função de Nebenmensch — que acolha o pequeno ser desde o início de sua vida. Um outro semelhante que comparece no atendimento de suas necessidades vitais, lhe oferecendo tanto os cuidados corporais, quanto os contornos simbólicos e imaginários essenciais para sua subsistência biológica e psíquica. Os cuidadores primários que exercem tal função denominada materna (não necessariamente ocupada pela mãe biológica) são os grandes responsáveis por introduzir o filhote humano no mundo da linguagem, retirando-o de uma experiência sensorial totalmente dispersa e sem significação.

A relação mãe-bebê estudada há décadas, é apresentada nesta publicação colocando em evidência o essencial desses tempos primevos na constituição psíquica a partir da relação com o Outro primordial em suas três dimensões (Real, Simbólica e Imaginária). Pois, é nos movimentos consecutivos de alienação-separação, nas incessantes voltas da demanda, bem como no atravessamento do Estádio do Espelho que o Outro/outro comparece com seu olhar, sua voz e seus gestos que instauram o circuito pulsional e estruturam um aparelho psíquico no pequeno ser, inscrevendo, assim, o signo do amor e do enlace entre as promessas de satisfação entre eles.

Contudo, conforme a autora nos adverte desde o início, não é suficiente que uma mulher dê à luz a um ser humano para que ela se faça mãe e se prontifique a encarnar o lugar do Outro e cumprir tal função. Por não contarmos com o instinto materno que a natureza garante ao reino animal, se faz necessária uma sofisticada operação psíquica para que uma mulher acolha um filho em sua falta, fabricando-lhe um "berço psíquico", dando-lhe um lugar em seu desejo.

---

[1] FREUD, Sigmund. *Edição Standard Brasileira das Obras Psicológicas Completas de Sigmund Freud. Volume I*: Publicações pré-psicanalíticas e esboços inéditos (1886-1899). Rio de Janeiro: Imago Editora, 2006.

De Freud a Lacan, passando por outros teóricos da psicanálise, a autora esclarece sobre o lugar de desejo que uma mulher pode (ou não) oferecer ao seu rebento, atravessada por suas próprias vivências subjetivas inconscientes e conscientes. Afinal, para tornar-se mulher é preciso ao menos três gerações — avó, mãe e filha — que se enlaçam na estruturação do feminino; podemos pensar analogamente que o tornar-se mãe também se produz nessa série geracional. A partir do que se transmite de geração em geração na ordem simbólica das narrativas familiares, como também daquilo que não se traduz em palavras, mas participa do processo de subjetivação pelos não ditos que se presentificam na dimensão do Real da experiência materna.

Para além da construção subjetiva da posição materna, a obra sublinha a construção histórica e social da maternidade, da infância e da família. São entrelaçamentos importantes para o entendimento da posição da mulher-mãe em pleno século XXI, quando a maternidade passa a ser habitada por uma mulher que decide sobre suas escolhas pessoais e profissionais que, sem dúvida, incidem sobre o processo de tornar-se mãe. Submetida ao contexto histórico de sua época e aos discursos que determinam os laços sociais, o ato de gerar um filho e tornar-se mãe nos dias atuais precisa ser localizado e identificado para se compreender as vivências e escutar o sofrimento de uma mãe, principalmente quando algo não vai bem com sua gestação ou com seu bebê.

Gestações interrompidas e partos prematuros são acontecimentos que assolam os planos, os projetos, as expectativas e que antecipam furos imaginários da tessitura de um lugar para o bebê. Da ordem de um Real que se impõe numa vivência potencialmente traumática, que interrompe a tecelagem dos fios imaginários que encobrirão o bebê real prestes a nascer, despertando as mais terríveis fantasias, angústias, medos, insegurança, de ambivalências que exigem um trabalho psíquico intenso por parte da mãe.

Para nos aproximar dos encontros potencialmente traumáticos encontrados na relação entre a mãe e seu bebê prematuro, considerando-se uma série de percalços vivenciados perante o impacto de se tornar mãe quando o "berço psíquico" ainda não está pronto e, ainda, pelo fato do nascituro apresentar uma fragilidade orgânica que o coloca nos limites da vida, a autora nos brinda com recortes de sua escuta que legitimam o sofrimento das 9 (nove) mulheres-mães entrevistadas.

Karina nos presenteia com a publicação de uma pesquisa que no campo teórico transita entre vários autores, desde os mestres Freud e Lacan, até autores contemporâneos, destacando conceitos de maior importância para a psicanálise, tais como: a feminilidade, o complexo de édipo, a maternidade, a castração, o narcisismo, o traumático, a constituição psíquica e seus desdobramentos, entre outros. Aborda com muita delicadeza e sensibilidade a complexidade dos sentimentos e das vivências das mães de bebês que nasceram prematuramente, com base em sua escuta que buscava não somente identificar os significantes presentes numa cadeia associativa da fala de cada mãe-mulher que atravessava esse momento traumático, como também uma leitura da "lettre en souffrance"[2], daquilo que estava ainda por se fazer representar, nomear e perlaborar. Afinal, escutar, ler, e escrever são os verbos de nosso ofício! De olhos e ouvidos abertos, ao escutar essas mães e fazer essa leitura, a pesquisadora-psicanalista pode promover uma escrita e uma escritura.

De modo ético e cuidadoso, os procedimentos metodológicos de uma pesquisa qualitativa que, sabemos, inclui a investigação clínica e lhe confere validade científica, foram seguidos rigorosamente. O mais importante, contudo, é que a pesquisa que agora se transforma em livro nos insere num cenário que precisa ser olhado e escutado, dando voz ao sofrimento dessas mulheres que se tornaram mães de modo abrupto, inesperado, numa vivência do traumático que pede palavra.

Vemos nascer aqui um elogio à práxis preventiva em saúde mental! Uma práxis que, em termos lacanianos, enfatiza o ato de simbolizar o Real, tão necessário quanto urgente, para que o enlace

---

[2] LACAN, Jacques. O seminário sobre "a carta roubada". *In*: LACAN, Jacques. *Escritos*. Rio de Janeiro: Zahar, 1998.

amoroso possa alcançar os que nascem prematuramente, seguindo a fórmula enunciada por Lacan "dar o que não tem, para aquele que não pede."[3]

Valéria Codato

Psicanalista

REFERÊNCIAS

FREUD, Sigmund. *Edição Standard Brasileira das Obras Psicológicas Completas de Sigmund Freud. Volume I:* Publicações pré-psicanalíticas e esboços inéditos (1886-1899). Rio de Janeiro: Imago Editora, 2006.

LACAN, Jacques. O seminário sobre "a carta roubada". *In:* LACAN, Jacques. *Escritos.* Rio de Janeiro: Zahar, 1998.

LACAN, Jacques. *O Seminário. Livro 20:* Mais, ainda. Rio de Janeiro: Zahar, 1985.

---

[3] LACAN, Jacques. *O Seminário. Livro 20:* Mais, ainda. Rio de Janeiro: Zahar, 1985.

APRESENTAÇÃO

Simone de Beauvoir[4] já nos advertiu: "não se nasce mulher, torna-se mulher". Parafraseando o que Simone nos traz, digo que não se nasce mãe quando um bebê nasce, torna-se mãe. E esse tornar-se mãe, tal qual o tornar-se mulher, é um processo lento e gradativo.

Desde minha graduação estou às voltas com as questões psíquicas da maternidade e da constituição psíquica dos bebês. Deparar-me com a delicadeza e com a força disputando o mesmo espaço era encantador. E, também, encanta(dor), a força que encanta a dor presente, ou melhor, as dores presentes nesse incrível e taciturno encontro com o campo materno.

Pensar em estudar os desdobramentos psíquicos da maternidade e, em especial, da maternidade em construção de um bebê prematuro surgiu em um dos meus trabalhos. Por muitos anos trabalhei no serviço público com Intervenção Precoce com bebês que apresentavam risco para seu desenvolvimento e constituição psíquica.

Diversas vezes, recebia bebês prematuros, mas que já haviam recebido alta e necessitavam do serviço de Intervenção Precoce. Nesses atendimentos, principalmente com as mães dos bebês prematuros extremos, notava o impacto que as semanas e, muitas vezes, os meses de internamento de seus filhos causavam em seu psiquismo, pois elas contavam e recontavam diversas vezes os acontecimentos, desde a notícia da necessidade de interromper a gestação, bem como as situações desorganizadoras e complicadas vivenciadas com seus bebês no setor de neonatologia.

O fato de contar diversas vezes o que aconteceu deixava claro que esse acontecimento ainda estava pujante em seu psiquismo. Essas mulheres não haviam sido escutadas e acolhidas nesse tempo de internamento de seus filhos. E não se trata de um internamento

---

[4] BEAUVOIR, Simone de. *O Segundo Sexo*. v. I, II. Tradução de Sérgio Milliet. Rio de Janeiro: Nova Fronteira, 1980.

qualquer, pois o bebê prematuro, em especial o prematuro extremo e/ou muito prematuro, mostra-se mais fragilizado que o bebê a termo, com riscos graves para seu desenvolvimento posterior, posto que grandes são as intervenções pelas quais passa após o nascimento, visto que não houve a totalidade de seu desenvolvimento orgânico dentro do ventre materno. Logo, o risco de óbito é potencializado, bem como o período de internação, que pode se estender por meses.

Esse fato me fez questionar sobre o quão marcante é esse momento na vida dessa mãe, quão dificultoso foi passar por esse período e elaborar psiquicamente esses acontecimentos, pois o nascimento de um filho é um acontecimento de significativa importância na vida de uma pessoa e de sua família, uma vez que há o surgimento de diversos tipos de sentimentos, até então nunca experienciados, em especial na vida de uma mulher. Diversas mudanças acontecem durante o processo de tornar-se mãe, não só em seu corpo, mas também em seu psiquismo.

No entanto, o nascimento de um bebê prematuro, seja ele prematuro moderado ou não, devido ao momento gestacional em que ocorre, promove uma mudança dessas transformações no psiquismo materno, as quais são responsáveis não somente pela organização da maternidade, como também pela articulação do "berço psíquico"[5] em que se acomodará o bebê.

Juntam-se a isso diversos sentimentos demonstrados e enfrentados por essas mulheres, mães de bebês muito prematuros e/ou prematuros extremos, tendo em vista a gravidade do quadro de saúde dessas crianças, em virtude de sua pouca idade gestacional e por encontrarem-se no limiar, de maneira mais intensa, entre a vida e a morte.

Logo, debruçar-se a olhar de perto os sentimentos presentes nas mães quando seus bebês ainda se encontram hospitalizados, entender essa situação dolorosa e compreender a vivência da interrupção da gestação são meus questionamentos, para que possamos, enquanto profissionais, acolher essas mulheres guerreiras, apoiá-las no seu processo do tornar-se mãe e, sobretudo, dar-lhes a merecida voz.

---

[5] IACONELLI, Vera. Luto insólito, desmentido e trauma: clínica psicanalítica com mães de bebês. *Revista Latinoamericana de Psicopatologia Fundamental*, v. 10, n. 4, p. 614-623, 2007. Disponível em: DOI: https://doi.org/10.1590/S1415-47142007000400004. Acesso em: 4 set. 2018.

LISTA DE ABREVIATURAS E SIGLAS

CID	Classificação Estatística Internacional de Doenças e Problemas Relacionados à saúde
OMS	Organização Mundial de Saúde
RN	Recém-Nascido
STF	Supremo Tribunal Federal
Ucin	Unidade de Cuidados Intermediários Neonatal
UN	Unidade Neonatal
UTI	Unidade de Terapia Intensiva
Utin	Unidade de Terapia Intensiva Neonatal

SUMÁRIO

1
O BEBÊ PREMATURO 26

2
MATERNIDADE: UMA CONSTRUÇÃO HISTÓRICA 29
2.1 DA ANTIGUIDADE À IDADE MÉDIA:
ENTRE A DEUSA E A SANTA 30
2.2 PARA UMA CRIANÇA, UMA MÃE: O SURGIMENTO
DA INFÂNCIA E DA FAMÍLIA 32

3
O PROCESSO DA GESTAÇÃO E O TORNAR-SE MÃE 41
3.1 ASPECTOS PSÍQUICOS DO GESTAR 41
3.2 O BEBÊ IMAGINÁRIO E SUA POTÊNCIA 55

4
A MATERNIDADE NA UTI NEONATAL 61
4.1 A MÃE DO BEBÊ PREMATURO 61
4.2 NASCIMENTO PREMATURO: O ENCONTRO COM O TRAUMA ... 67
4.3 O ENCONTRO COM O BEBÊ DA REALIDADE 78

5
DESENHO DA PESQUISA 87
5.1 O TRATAMENTO DOS DADOS 91

6
O QUE A PSICANÁLISE TEM A DIZER, AFINAL? 93
6.1 O ENCONTRO COM O *REAL* E A VIVÊNCIA DE UM POTENCIAL TRAUMÁTICO 95
6.1.1 Parto prematuro: a vivência de uma situação potencialmente traumática 95
6.1.2 As intercorrências cotidianas da UTI Neonatal 98
6.1.3 O apoio da religião para recobrir o *Real* 101
6.2 ENCONTRO COM O BEBÊ: O BEBÊ SONHADO E O BEBÊ REAL ... 105
6.2.1 O bebê imaginário 105
6.2.2 O encontro com o bebê real 108
6.2.3 A negação do estado de saúde do bebê prematuro 111
6.3 O LUTO DA GESTAÇÃO IDEALIZADA E SEUS DESDOBRAMENTOS 113
6.3.1 O luto pela gestação e parto idealizados 114
6.3.2 O luto dos planejamentos para a chegada do bebê 116
6.3.3 O medo frente ao risco iminente da morte 117
6.4 SER MÃE DE UM BEBÊ MUITO PREMATURO E SUAS VICISSITUDES 119
6.4.1 O sentimento de culpa 120
6.4.2 Sair do hospital sem os bebês nos braços 121
6.4.3 A impossibilidade de dar colo e de amamentar 122
6.4.4 O deslocamento do saber materno e a dificuldade no exercício da função materna 124
6.4.5 A "preocupação médico-primária" 130
6.4.6 Ser mãe de um bebê prematuro 131
6.5 A RELAÇÃO ENTRE AS MÃES E A EQUIPE HOSPITALAR 135

7
PARA NÃO CONCLUIR 143

REFERÊNCIAS 149

1

O BEBÊ PREMATURO

O nascimento de um bebê prematuro é um desafio e um acontecimento de grande magnitude tanto para as famílias, em especial para os pais da criança, como também para a equipe de saúde.

Mas o que é um bebê prematuro? Como o definimos e quais as suas fragilidades que tanto exigem cuidados?

Pode-se compreender a classificação da prematuridade considerando a idade gestacional da criança, sendo um bebê que nasce a termo aquele cuja idade gestacional é de 37 a 42 semanas, ou seja, em um tempo em que o bebê ainda não está pronto para a vida fora do útero materno. A CID 11[6] define o bebê recém-nascido prematuro da seguinte maneira:

- KA21.3 Prematuridade extrema do recém-nascido: entre 22 a 27 semanas completas de gestação;

- KA21.4 recém-nascido — prematuro: entre 28 e 36 semanas completas de gestação.

A OMS apresenta ainda uma segunda classificação. São considerados prematuros os bebês que nascem antes de completar 37 semanas de gestação e se subdividem em três categorias:[7]

- Prematuros extremos (<28 semanas);

- Muito prematuros (28 a <32 semanas);

- Prematuros moderados (32 a <37 semanas).

---

[6] WORLD HEALTH ORGANIZATION et al. CID-11 para estatísticas de mortalidade e morbidade. Geneva: WHO, 2020.

[7] WORD HEALTH ORGANIZATION. *Preterm Birth*. Disponível em: https://www.who.int/es/news-room/fact-sheets/detail/preterm-birth. Acesso em: 23 jul. 2023.

São bebês que, por nascerem antes do esperado, apresentam fragilidade orgânica considerável, em especial os bebês muito prematuros e prematuros extremos. É comum que apresentem baixo peso ao nascer, pouca gordura sob a pele, são pequenos, musculatura fraca; dificuldades respiratórias, além de questões importantes na sucção e na deglutição.

Os comprometimentos neurológicos são os que mais preocupam, em especial para os bebês prematuros extremos, ou seja, aqueles que nasceram abaixo de 27 semanas de gestação. Estima-se que, dentre estes, 25% podem vir a apresentar sequelas mais graves, sendo que, quanto mais prematuro o bebê, maior o risco de sequelas dessa ordem.[8]

No Brasil, a taxa de nascimento de bebês prematuros é bastante alta, embora tenha apresentado uma leve queda nos últimos dez anos, de 12 para 11,1%, segundo relatório da OMS em 2020.[9] Essa queda não foi substancial para retirar o país do grupo daqueles que apresentam uma das maiores taxas de nascimentos prematuros da América Latina.

Em 2022, no país, foram registrados 292.715 nascimentos prematuros, de acordo com os dados preliminares do Painel de Monitoramento de Nascidos Vivos, do DataSUS.[10] Isso coloca o Brasil no nono lugar entre os dez países em que mais nascem bebês prematuros no mundo, montante de 279,3 mil bebês anualmente. No mundo, segundo a OMS, só em 2020, 13,4 milhões de bebês nasceram prematuros, com quase 1 milhão de mortes.[11]

Segundo o Ministério da Saúde brasileiro, o alto número de nascimentos de bebês prematuros constitui um grave problema de saúde pública, uma vez que a prematuridade está presente em 47%

---

[8] MOTTA, Eduardo V. da. A compreensão clínica e emocional da prematuridade: o olhar de um obstetra. *In*: RUAS, Teresa Cristina Brito (org.). *Prematuridade extrema*: olhares e experiências. Barueri: Minha Editora, 2017, p. 54-65.

[9] WORD HEALTH ORGANIZATION, *op. cit.*, 2023.

[10] DATASUS. *Painel de monitoramento de nascidos vivos*. Disponível em: http://plataforma.saude.gov.br/natalidade/nascidos-vivos/2022. Acesso em: 23 jul. 2023.

[11] WORLD HEALTH ORGANIZATION *et al. Born too soon*: decade of action on preterm birth. World Health Organization, 2023.

dos óbitos infantis[12] e figura entre as principais causas de mortalidade neonatal, bem como as complicações advindas do nascimento prematuro são a principal causa de morte entre crianças menores de 5 anos,[13] entre outros eventos adversos, como alterações visuais e auditivas, aumento da frequência das internações hospitalares, doença pulmonar crônica, dislexia, ansiedade, depressão, problemas de crescimento etc.[14]

A respeito da etiologia de um parto pré-termo, afirma-se que não há apenas uma causa, ou seja, as causas são multifatoriais, entre as quais é possível citar[15,16]:

- Condições socioeconômicas;
- Comportamentos aditivos (álcool e tabagismo);
- Ruptura de membrana;
- Hipertensão crônica;
- Pré-eclâmpsia (pressão alta durante a gestação);
- Descolamento prematuro da placenta;
- Infecções uterinas;
- Gestação múltipla;
- Fertilização in vitro;

---

[12] FONSECA, Luciana Mara Monti; SCOCHI, Carmen Gracinda Silvan. *Cuidados com o bebê prematuro*: orientações para a família. Ribeirão Preto: FIERP, 2012.

[13] WORD HEALTH ORGANIZATION. *Preterm Birth*. Disponível em: https://www.who.int/es/news-room/fact-sheets/detail/preterm-birth. Acesso em: 23 jul. 2023.

[14] MOTTA, Eduardo V da. A compreensão clínica e emocional da prematuridade: o olhar de um obstetra. *In*: RUAS, Teresa Cristina Brito (org.). *Prematuridade extrema*: olhares e experiências. Barueri: Minha Editora, 2017, p. 54-65.

[15] RADES, Erica; BITTAR, Roberto Eduardo; ZUGAIB, Marcelo. Determinantes diretos do parto prematuro eletivo e os resultados neonatais. *RBGO*, v. 26, n. 8, p. 655-682, set. 2004. Disponível em: DOI: https://doi.org/10.1590/S0100-72032004000800010. Acesso em: 15 jul. 2018

[16] MOTTA, *op. cit.*

- Alimentação durante o período gestacional;
- Uso de substâncias psicoativas;
- Adolescência;
- Fatores genéticos e epigenéticos;
- Infecções por Sífilis ou HIV;
- Gravidez múltipla, entre vários outros fatores.

Um importante estudo[17] realizado durante a pandemia do coronavírus aponta que a infecção pelo SARS-CoV-2 durante a gestação pode ocasionar complicações no processo gestacional como a evolução para o parto prematuro. Importa salientar ainda que a saúde emocional da mãe, durante o período gestacional, pode influenciar na prematuridade, como a depressão, estresse, nervosismo, entre outros[18].

Com o acesso e avanço da tecnologia, há um aumento da sobrevida desses frágeis bebês. Para tanto, quando se dá o parto prematuro, principalmente em casos dos prematuros extremos e/ou dos muito prematuros, o bebê é separado de sua mãe e recebe cuidados de uma equipe especializada na Unidade de Terapia Intensiva Neonatal (Utin).

Esta, apesar de ser necessária para o recém-nascido prematuro, apresenta um ambiente de ruídos intensos, iluminação excessiva, superestimulação, manipulação constante do bebê com procedimentos muitas vezes invasivos e dolorosos.[19]

---

[17] REBUTINI, Patricia Zadorosnei *et al.* Association between COVID-19 pregnant women symptoms severity and placental morphologic features. *Frontiers in Immunology*, v. 12, maio 2021. Disponível em: DOI: https://doi.org/10.3389/fimmu.2021.685919. Acesso em: 5 ago. 2022.

[18] CONDE, Ana; FIGUEIREDO, Barbara. Ansiedade na gravidez: implicações para a saúde e desenvolvimento do bebê e mecanismos neurofisiológicos envolvidos. *Acta Pediátrica Portuguesa*, v. 1, n. 36, p. 41-49, 2005. Disponível em: https://repositorium.sdum.uminho.pt/handle/1822/4646. Acesso em: 18 maio 2018.

[19] REICHERT, Altamira Pereira da Silva; LINS, Rilávia Naira Paiva; COLLET, Neusa. Humanização do cuidado da UTI neonatal. *Revista Eletrônica de Enfermagem*, v. 9, n. 1, 2007. Disponível em: DOI: https://doi.org/10.5216/ree.v9i1.7148. Acesso em: 15 maio 2018.

Os bebês prematuros severos necessitam de cuidados muito maiores, visto que seus órgãos não estão completamente formados, sendo fundamental a estadia de um período maior dentro da incubadora, a fim de obter peso e para que haja o desenvolvimento dos pulmões.[20]

Apesar de todos os avanços tecnológicos, os problemas que esses bebês podem apresentar durante o período de internamento são diversos, como insuficiência cardíaca e respiratória, hemorragias cerebrais, infecções, entre outros.[21]

Por serem bebês muito frágeis e dependerem de intensos cuidados médicos, as mães acabam por ficar como expectadoras de seus bebês, pois pouco podem intervir organicamente para a melhora de seus filhos e, muitas vezes, devido aos procedimentos e instrumentos médicos necessários para salvar a vida de seus filhos, têm limitadas chances de acolher seus bebês nos braços, interagir com eles, mesmo quando é possível realizar o Método Mãe-Canguru (contato pele a pele entre mãe e bebê) com atenção humanizada ao recém-nascido.

---

[20] PICCOLI, Alana et al. Perfil clínico de neonatos de muito baixo peso internados em uma Unidade de Tratamento Intensivo Neonatal. *Clinical & Biomedical Research*, v. 32, n. 4, 2012. Disponível em: http://www.seer.ufrgs.br/hcpa/article/view/31904. Acesso em: 25 jul. 2023.

[21] *Ibidem*.

MATERNIDADE:
UMA CONSTRUÇÃO HISTÓRICA

Os temas da maternidade e do amor materno sempre foram alvo de estudos, pensamentos, especulação em diversas áreas do conhecimento, como a sociologia, a antropologia, a filosofia, a história, as ciências médicas e, inclusive, a psicanálise.

Entre todos esses saberes, é consenso que a consagração da maternidade e do amor materno é um acontecimento relativamente recente na história ocidental, uma vez que recebeu influências de diversos discursos, como o filosófico, o médico e, em especial, o político a partir do século 18.[22,23]

A maternidade enquanto posição política e social é um acontecimento recente e sua construção tem uma relação intrínseca com a maneira pela qual a sociedade se organizava em determinados momentos históricos e, também, com o lugar que era conferido à criança em cada época. O lugar materno, esse lugar concedido e autorizado socialmente à mulher, ganhou espaço na medida em que a criança foi, gradativamente, consagrada ao lugar de hipossufiência, a qual demandava cuidados específicos.

Em consonância, Kitzinger[24] destaca que a maneira de exercer a maternidade e seu modo de expressão englobam os respectivos valores sociais de cada época; no que se refere ao que é ser mulher, bem como ao que é ser filho. Logo, a valorização e o significado da maternidade variam não só de maneira histórica, mas também culturalmente.

---

[22] ARIÈS, Philippe. *História social da criança e da família*. Rio de Janeiro: Zahar Editores, 1981.

[23] CHODOROW, Nancy. *Psicanálise da Maternidade*: uma crítica a Freud a partir da mulher. Rio de Janeiro: Rosa dos Tempos, 1990.

[24] KITZINGER, Sheila. *Mães*: um estudo antropológico da maternidade. Lisboa: Presença, 1978.

Em vista disso, considerando a concepção da maternidade nos dias atuais, faz-se mister descrever, ainda que brevemente, a trajetória histórica da mulher e da maternidade.

2.1 DA ANTIGUIDADE À IDADE MÉDIA: ENTRE A DEUSA E A SANTA

Na Idade Antiga, a questão mitológica estava intrinsecamente relacionada à explicação conferida aos fenômenos naturais e à organização social. Na Mitologia Grega, a mulher era concebida, assim como nas sociedades primitivas, como um ser conectado à natureza, sendo que a feminilidade e maternidade recebiam representações mitológicas.[25]

Na Mitologia Grega, consta o mito de Pandora. Esta foi considerada a primeira mulher, filha de Zeus, criada à semelhança das deusas virginais, portadora de uma caixa que continha todos os males da humanidade e, ao representar o feminino, iniciou um novo ciclo na sexualidade dos seres humanos, que passaram a ser mulheres e homens. É a partir de seu surgimento, portanto, que incide a diferenciação dos seres humanos. O mito de Pandora configura-se em um mito masculino com o objetivo de conferir uma explicação ao feminino, algo incompreensível pelo homem, visto que era portadora do mal, mas também encarnava a causa de seu desejo.[26]

Importa destacar que, para além do mito de Pandora, há inúmeros outros mitos e tragédias gregas que tratam sobre a representação do feminino e da mulher, como Atena, Afrodite, Hera, Medeia, entre tantos outros. Salienta-se, dessa forma, que a feminilidade, a mulher e sua capacidade de dar à luz sempre foram alvo de muito mistério e diversas especulações da humanidade.

---

[25] EMIDIO, Thassia Souza. *Diálogos entre feminilidade e maternidade*: um estudo sob o olhar da mitologia e da psicanálise. São Paulo: Editora Unesp, 2011.

[26] PEREIRA, Halanderson Raymisson da Silva. *Os desdobramentos do feminino na maternidade*: uma escuta psicanalítica de mulheres que tiveram seus filhos(as) acolhidos(as) institucionalmente. (Dissertação Mestrado). Fundação Universidade Federal de Rondônia, Porto Velho, 2014.

Ainda na Idade Antiga, a questão da fertilidade e do feminino ligava-se à natureza, com a representação da Mãe Terra. Consideravam que o ventre fértil possibilitava a vida na agricultura, o que permitia o crescimento e o desenvolvimento do homem.[27]

Campbell[28] faz uma interessante relação entre a mulher/mãe e a Mãe Terra:

> A mulher dá à luz, assim como da terra se originam as plantas. Assim, a magia da mãe e a magia da terra são a mesma coisa. Relacionam-se. A personificação da energia que dá origem às formas e as alimenta é essencialmente feminina. A Deusa é a figura mítica dominante no mundo agrário da antiga Mesopotâmia, do Egito e dos primitivos sistemas de cultura do plantio [...]. Quando você tem uma Deusa como criador, o próprio corpo dela é o universo. Ela se identifica com o universo.

Da mesma maneira que a Mitologia Grega, a cultura judaico-cristã, sob o enigma da feminilidade e da maternidade, evoca a figura de três mulheres: Lilith, Eva e a Virgem Maria. A personagem Lilith era considerada a primeira esposa de Adão e é representada desde a Antiguidade como a metáfora da subversão feminina, visto configurar-se como um ser sedutor que, por não se submeter à autoridade masculina, é excomungada do paraíso.[29,30]

Já Eva surge como representante da submissão ao homem, entretanto, da mesma maneira que Lilith, não se submete à lei, nesse caso às leis divinas e, como punição, daria à luz com dores e estaria subjugada à dominação masculina.[31]

Na Idade Média, a fim de salvaguardar a submissão feminina e a devoção ao marido, tratada desde o início do Gênesis, entra em cena

---

[27] EMIDIO, *op. cit.*
[28] CAMPBELL, Joseph. *O poder do mito*. São Paulo: Palas Athena, 1990, p. 177.
[29] EMIDIO, Thassia Souza. *Diálogos entre feminilidade e maternidade*: um estudo sob o olhar da mitologia e da psicanálise. São Paulo: Editora Unesp, 2011.
[30] SICUTERI, Roberto. *Lilith*: a lua negra. São Paulo: Paz e Terra, 1998.
[31] *Ibidem*.

a figura da Virgem Maria, mãe de Deus, que concentra as características da idealização feminina, enquanto mãe, pura e submissa a Deus e ao marido, sendo a ela vetada a vivência do sexo e da sexualidade.[32]

Segundo a filósofa e historiadora[33], as imposições eclesiásticas da era medieval predominam até meados do século 17 e, a partir dessa época, algumas melhoras passaram a ser possíveis para as mulheres; entretanto, apenas para as classes mais favorecidas.

Esses momentos mostram como a sociedade não somente da antiguidade, mas também a judaico-cristã organizava-se em torno da submissão feminina e da assertiva de que a mulher se ligava, de maneira inerente, à maternidade.

2.2 PARA UMA CRIANÇA, UMA MÃE: O SURGIMENTO DA INFÂNCIA E DA FAMÍLIA

Ao tratar a respeito da temática da família, é importante salientar que as noções tanto de família como da infância, e de maternidade, a elas vinculada, são conceitos humanos e culturais, construídos historicamente, como já destacado, pelo entendimento de que a submissão feminina e a maternidade eram algo presente na cultura humana desde seus primórdios.[34]

Destaca-se, inclusive, que há uma relação intrínseca entre o que se entende, historicamente, pelo sentimento da infância e da construção familiar, uma vez que um conceito não existe sem o outro. Os conceitos de maternidade, família e infância apresentam-se extremamente vinculados na história, influenciando-se mutuamente a depender dos diversos contextos, sejam eles culturais, políticos, econômicos ou sociais de cada época.[35]

---

[32] BADINTER, Elisabeth. *Um amor conquistado*: o mito do amor materno. Rio de Janeiro: Nova Fronteira, 1985.
[33] *Ibidem*.
[34] CASEY, James. *A história da família*. São Paulo: Ática, 1992.
[35] ARIÈS, Philippe. *História social da criança e da família*. Rio de Janeiro: Zahar Editores, 1981.

Sobre a instituição familiar, Roudinesco[36] ressalta que ela tem sofrido diversas e profundas transformações e destaca, ainda, três grandes períodos na evolução da família. A primeira fase caracterizava-se pelo predomínio da família tradicional, da família medieval, cujo foco era a transmissão de bens por meio de casamentos arranjados sob a autoridade patriarcal, com a ausência, quase em sua totalidade, do amor conjugal e de sentimentos entre pais e filhos.

Philippe Ariès[37] postula, com bastante propriedade, a respeito da construção da família moderna e, para tanto, realiza um trajeto desde a Idade Média. Nesse período histórico, prevalecia uma cultura patriarcal, sustentada pela superioridade masculina, sendo que à mulher era atribuída pouca ou nenhuma importância. Nessa época, o conceito de família desenvolveu-se de maneira vagarosa, atrelado ao surgimento cada vez maior da privacidade no lar.

No tocante ao sentimento materno e à infância no medievo, cabe destacar que a criança era considerada e tratada como um pequeno adulto, visto ser a diferença de tamanho a única distinção entre ambos. Por essa razão, era enviada logo cedo, por seus genitores, a outras casas a fim de aprender algum ofício.[38]

A criança tinha, portanto, à época, uma representação diferente da atual para as famílias, sendo considerada, muitas vezes, um transtorno ou, até mesmo, tratada com insignificância. Associado a esse fator, estava o entendimento da maternidade, posto que, por não considerar a criança parte integrante da família, a mulher não ocupava o lugar central de cuidados e de demonstração de afeto pelo filho, tal qual são entendidos atualmente.[39]

A mulher era, por consequência, valorizada apenas pelo seu caráter biológico de poder gerar um ser humano, sendo a maternidade inerente à natureza feminina, e não havia abertura para questiona-

---

[36] ROUDINESCO, Élisabeth. *A família em desordem*. Rio de Janeiro: Zahar, 2003.

[37] ARIÈS, Philippe, *op. cit.*

[38] *Ibidem*.

[39] BADINTER, Elisabeth. *Um amor conquistado*: o mito do amor materno. Rio de Janeiro: Nova Fronteira, 1985.

mento a esse respeito. Sua função social, portanto, era dar filhos ao marido, isto é, promover a continuidade da linhagem da família. Isso se torna bastante notório na maneira como as sociedades valorizavam a fertilidade, tomada como uma dádiva divina, bem como a infertilidade, como uma punição.[40]

Em meados dos séculos 14 e 15, o sentimento de família era desconhecido, pois o foco da família, como mencionado anteriormente, não repousava sobre as crianças, tanto que, além de elas ficarem pouco tempo na convivência de sua família, logo que nasciam, eram entregues aos cuidados das amas de leite. Esse costume foi generalizado entre a burguesia ascendente da época até o século 18, estendendo-se para todas as camadas da sociedade urbana.

O sentimento de família começou a nascer entre os séculos 15 e 16, com a consolidação entre o público e o privado, e atingiu seu apogeu a partir do século 17, quando o tema da intimidade familiar, centrado no tripé pai-mãe-filhos, foi um acontecimento que se arrastou entre os séculos 16 e 17; e não ocorreu de maneira estanque, mas sim pelos ditames e alterações econômicas da época com o início da Revolução Industrial.[41]

Nesse período, vive-se, para Roudinesco[42], a segunda fase da evolução da família, a família dita moderna, permeada pela lógica afetiva e na reciprocidade de sentimentos e desejos por meio do casamento.

Essa família passa a se organizar em torno da criança, sendo que a figura materna, até então quase inexistente no funcionamento da sociedade, passa a se fazer mais presente. Para Badinter[43], é apenas no século 18 que ocorre uma revolução na maneira de pensar, o que proporciona uma alteração na imagem e no entendimento do papel da mulher em relação aos seus filhos.

---

[40] CORREIA, Maria de Jesus. Sobre a maternidade. *Análise Psicológica*, v. 16, n. 3, p. 365-371, 1998. Disponível em: https://repositorio.ispa.pt/handle/10400.12/5739. Acesso em: 14 dez. 2017.

[41] BADINTER, Elisabeth, *op. cit.*

[42] ROUDINESCO, Élisabeth. *A família em desordem*. Rio de Janeiro: Zahar, 2003.

[43] BADINTER, Elisabeth. *Um amor conquistado*: o mito do amor materno. Rio de Janeiro: Nova Fronteira, 1985.

A vida infantil passa a ser celebrada pelas classes ascendentes, mais precisamente em meados dos anos 1760-1790. Nessa época, surgem obras literárias que incitavam os sentimentos dos pais, em especial da mãe, o amor materno.[44]

Em destaque, está a obra de Rousseau, de 1762, Émile, a qual cristalizou as ideias do amor materno e impulsionou ainda mais o surgimento da família moderna, permeada de valores econômicos e iluministas da época.[45] Nessa obra, em especial, pela primeira vez, as mulheres foram enaltecidas por serem mães e por apresentarem as características biológicas que viabilizavam a procriação e os cuidados com a prole, em uma função quase que obrigatória para o bom desenvolvimento tanto da sociedade como também da economia.[46]

Soma-se a isso a percepção de que o índice de mortalidade entre as crianças que eram amamentadas pelas amas de leite era duas vezes maior do que o índice de mortalidade das crianças que eram amamentadas pelas suas mães.

Não havia ainda o sentimento sobre os cuidados com os bebês de maneira tão intensa como se encontra hoje. Estes, entregues às amas de leite, as quais muitas vezes moravam longe dos centros urbanos, morriam seja no trajeto, seja da precariedade dos cuidados. Esse fator pouco impactava as famílias; com a concepção de que essa criança "não vingou", entregavam o próximo bebê à mesma ama de leite.[47]

Isso passou a impactar a economia vigente da Revolução Industrial e das guerras, pois havia a necessidade de aumento populacional para assumir as atividades nas fábricas e no *front*. Por essas razões, somadas ainda à ascensão de saberes como da pedagogia e da pediatria, passou-se a destacar a importância de as mães exercerem os cuidados e amamentarem seus bebês.[48] Para que isso pudesse acontecer, as

---

[44] *Ibidem*.
[45] *Ibidem*.
[46] FORNA, Aminatta. *Mãe de todos os mitos*: como a sociedade modela e reprime as mães. Rio de Janeiro: Ediouro, 1999.
[47] BADINTER, Elisabeth, *op. cit.*
[48] BADINTER, Elisabeth. *Um amor conquistado*: o mito do amor materno. Rio de Janeiro: Nova Fronteira, 1985.

cenas da intimidade familiar tornaram-se cada vez mais frequentes. Sobre isso, Ariès[49] ressalta que:

> As cenas galantes e as conversações se passam agora no espaço fechado de uma sala. Surge o tema do parto, cujo pretexto é o nascimento da Virgem. Criadas, comadres e parteiras se atarefam no quarto em torno da cama da mãe. Surge também o tema da morte, da morte no quarto, em que o agonizante luta em seu leito por sua salvação. A representação mais frequente do quarto e da sala corresponde a uma tendência nova do sentimento, que se volta então para a intimidade da vida privada.

Foi nesse ínterim, devido à preocupação com a mortalidade infantil, no início da Revolução Industrial, cuja taxa de natalidade era de extrema relevância econômica, que a mulher passou a ser objeto de grande interesse médico. A relação mãe-criança ganhou maior destaque e importância e, em virtude disso, passou a ser a principal envolvida nos cuidados com o bebê. Por essa razão, os médicos começam a defender a permanência da mulher dentro do lar, ocupando-se das funções domésticas e da maternagem.[50]

Para tanto, biologicamente, homens e mulheres destacam-se com radial diferença e o corpo feminino apresenta fundamental importância e responsabilidade com a maternidade. Concebe-se, consequentemente, a construção da ideia do instinto, do amor materno incondicional e da maternagem, inexistentes até então.[51,52]

A partir disso, desenhou-se uma nova imagem da relação da mulher com a maternidade, na qual o bebê e a criança passaram a ocupar um lugar privilegiado da atenção materna, ou seja, os cuida-

---

[49] ARIÈS, Philippe. *História social da criança e da família*. Rio de Janeiro: Zahar Editores, 1981, p. 203-204.

[50] NUNES, Silvia Alexim. A medicina social e a questão feminina. *Physis*: Revista de Saúde Coletiva, Rio de Janeiro, IMS/UERJ/Relume Dumara, v. 1, n. 1, p. 49-76, 1991. Disponível em: DOI: https://doi.org/10.1590/S0103-73311991000100003. Acesso em: 17 nov. 2018.

[51] BIRMAN, Joel. *Gramáticas do erotismo*: a feminilidade e as suas formas de subjetivação em psicanálise. Rio de Janeiro: Civilização Brasileira, 2001.

[52] BADINTER, Elisabeth, *op. cit.*

dos necessários à preservação do bebê tornavam-se cada vez mais atrelados à presença materna.[53]

Dessa maneira, no início do século 19, a criança e o bebê tornam-se objetos do amor e cuidados maternos e, devido a isso, surge uma nova mulher, mãe, educadora, responsável pelos futuros adultos e, portanto, pela sociedade futura. Cria-se, assim, a obrigação da mulher em ser mãe.[54]

Com esse raciocínio sendo incorporado na sociedade, algumas mulheres perceberam que, com essa nova posição, adquiriram maior função social e um lugar de grande estima, concedido e autorizado pelo social, posição essa jamais ocupada pelas mulheres, visto que, nessa época e anteriormente, a elas ela relegado um lugar de inexistência social e de proibição de exercer vida acadêmica, política, intelectual e laboral (a menos que por subsistência e por uma remuneração inferior). Logo, o papel materno na construção da sociedade assim como o amor materno foram cada vez mais valorizados.[55]

Nas palavras de Badinter[56]:

> Ao aceitar incumbir-se da educação dos filhos, a burguesa melhorava sua posição pessoal, e isso de duas maneiras. Ao poder das chaves, que detinha há muito tempo (poder sobre os bens materiais da família), acrescentava-se o poder sobre os seres humanos que são os filhos. Tornava-se, em consequência, o eixo da família. Responsável pela casa, por seus bens e suas almas, a mãe é a sagrada "rainha do lar".

Aos poucos, portanto, implantou-se a ideia de que os cuidados e o amor maternos eram insubstituíveis para a sobrevivência da criança e isso proporcionou o traçado do papel da mulher. Daí em diante,

---

[53] ARIÈS, Philippe, *op. cit.*
[54] BADINTER, Elisabeth. *Um amor conquistado*: o mito do amor materno. Rio de Janeiro: Nova Fronteira, 1985.
[55] EMIDIO, Thassia Souza; HASHIMOTO, Francisco. Poder feminino e poder materno: reflexões sobre a construção da identidade feminina e da maternidade. *Colloquium Humanarum*, v. 5, n. 2, p. 27-36, dez. 2008. Disponível em: DOI: https://doi.org/10.5747/ch.2008.v05n2.h057. Acesso em: 12 out. 2018.
[56] BADINTER, Elisabeth, *op. cit.*, p. 159.

essa engrenagem funcionou em torno da maternagem e dos cuidados com seus filhos, de modo exclusivo, extraindo a mulher de outras possíveis funções e anulando outros desejos que poderiam existir.[57]

Seguindo essa mesma linha de raciocínio, Kehl[58] pontua que, devido a suas características biológicas e sua capacidade de procriar, a mulher era socialmente compelida a ocupar como destino um único lugar social: a maternidade.

É construído, portanto, o lugar da mulher, como um enigma desde a Antiguidade, ocupando o lugar de mãe zelosa e santa, submissa aos desejos do homem, na Idade Média, a uma mulher-mãe na Idade Moderna. Essa mulher passa a ter, portanto, um status diferenciado, surgindo o mito da feminilidade como sinônimo de maternidade, visto que ela só era vista enquanto mulher quando tinha filhos[59,60].

A partir dessas mudanças de paradigmas, pode-se postular que a maternidade, com toda a sua caracterização de amor incondicional, não fazia parte da sociedade em seus primórdios, mas foi construída com o advento da família moderna e das necessidades econômicas das recém-criadas fábricas dos séculos 18 e 19.[61]

Nesse passo, ao considerar esse breve apanhado histórico, percebe-se que os conceitos da maternidade e do amor materno são fruto de uma construção histórico-social, pois promoveram o surgimento de cuidados e sentimentos até então ignorados, que podem ou não existir, bem como a concepção da mulher enquanto mãe. O amor materno e a maternidade não só são uma construção dos séculos 18 e 19, como também não podem ser considerados como algo universal.[62]

---

[57] EMIDIO, Thassia Souza; HASHIMOTO, Francisco, *op. cit.*

[58] KEHL, Maria Rita. *Deslocamentos do feminino*: a mulher freudiana na passagem para a modernidade. Rio de Janeiro: Imago, 2008.

[59] NADER, Maria Beatriz. *Mulher*: do destino biológico ao destino social. Vitória: EDUFES, 1997.

[60] BIRMAN, Joel. *Cartografias do feminino*. São Paulo: Editora 34, 1999.

[61] EMIDIO, Thassia Souza; HASHIMOTO, Francisco. Poder feminino e poder materno: reflexões sobre a construção da identidade feminina e da maternidade. *Colloquium Humanarum*, v. 5, n. 2, p. 27-36, dez. 2008. Disponível em: DOI: https://doi.org/10.5747/ch.2008.v05.n2.h057. Acesso em: 12 out. 2018

[62] BADINTER, Elisabeth. *Um amor conquistado*: o mito do amor materno. Rio de Janeiro: Nova Fronteira, 1985.

Nas palavras da autora[63]:

> Esse sentimento pode existir ou não existir; ser e desaparecer. Mostrar-se forte ou frágil. Preferir um filho ou entregar-se a todos. Tudo depende da mãe, de sua história e da História. Não, não há uma lei universal nessa matéria, que escapa ao determinismo natural. O amor materno não é inerente às mulheres, é adicional.

Entretanto, com a consolidação e a evolução do capitalismo, a construção familiar burguesa não ocorreu de forma homogênea em todos os grupos sociais, fato que proporcionou, na virada do século 20, alterações significativas na organização patriarcal e hierárquica, em que começa a haver um declínio da rígida preponderância masculina.[64,65]

É nesse contexto, com o advento da Segunda Guerra Mundial, que a mulher passa a assumir as vagas de trabalho disponíveis em virtude do abandono dos postos de trabalho pelos homens, para assumirem seus lugares nos campos de batalha.[66]

Já em meados de 1960, vive-se a terceira fase da família, a família contemporânea ou pós-moderna, como sublinhado por Roudinesco.[67] Nessa perspectiva, a mulher passou a estar cada vez mais presente no mercado de trabalho e na vida intelectual, de modo a decidir sobre seu lugar e seu futuro.

A nova constituição familiar emergente pressupõe a união, em casamento, pelos laços afetivos, com a possibilidade do rompimento

---

[63] *Ibidem*, p. 367.
[64] PERUCCHI, Juliana; BEIRÃO, Aline Maiochi. Novos arranjos familiares: paternidade, parentalidade e relações de gênero sob o olhar de mulheres chefes de família. *Psicologia Clínica*, v. 19, n. 2, p. 57-69, dez. 2007. Disponível em: DOI: https://doi.org/10.1590/S0103-56652007000200005. Acesso em: 28 out. 2018.
[65] PETRINI, João Carlos. Mudanças sociais e familiares na atualidade: reflexões à luz da história social e da sociologia. *Memorandum*: memória e história em psicologia, v. 8, p. 20-37, abr. 2005. Disponível em: https://periodicos.ufmg.br/index.php/memorandum/article/view/6759. Acesso em: 25 jul. 2023.
[66] LIPOVETSKY, Gilles. *A terceira mulher*: permanência e revolução do feminino. São Paulo: Companhia das Letras, 2000.
[67] ROUDINESCO, Élisabeth. *A família em desordem*. Rio de Janeiro: Zahar, 2003.

das relações amorosas quando o afeto não se faz mais presente, e a mulher começa a ocupar diferentes papéis na sociedade, além dos antes consolidados de mãe e esposa.[68]

Ela passa a ser considerada e percebida, então, como uma pessoa que tem desejos e necessidades outras para além da maternidade. Nessa maneira de perceber a feminilidade e a sexualidade feminina, ocorreu a contribuição da pílula anticoncepcional, que possibilitou a prevenção da gravidez, bem como a escolha, por parte das mulheres, de ter ou não filhos, bem como de planejar uma gestação.[69]

A partir disso, a maternidade continua a ter seu valor na sociedade, no entanto, há o desdobramento de outros campos de possibilidades para a vida e atuação da mulher na vivência social e, em consequência disso, estabelecer-se enquanto mulher já não está mais intrinsecamente ligado a ser mãe.[70]

Há, para a mulher, portanto, nesse tempo histórico, outras realizações possíveis, como as profissionais e a de sustento de suas famílias, já que a maternidade deixou de ser um destino inerente, pois ser mãe não é mais a única maneira de legitimação social, mas pode estar atrelada ao desejo de realização pessoal da mulher.[71]

Por fim, a partir dessa breve reflexão a respeito da construção social da maternidade e do amor materno durante os séculos, é de grande importância discutir, à luz da psicanálise, a constituição da maternidade para uma mulher, com os aspectos psíquicos que permeiam a gestação e o processo do tornar-se mãe.

---

[68] *Ibidem*.
[69] BIRMAN, Joel. *Cartografias do feminino*. São Paulo: Editora 34, 1999.
[70] *Ibidem*.
[71] LIPOVETSKY, Gilles, *op. cit.*

3

O PROCESSO DA GESTAÇÃO E O TORNAR-SE MÃE

3.1 ASPECTOS PSÍQUICOS DO GESTAR

Na vida da mulher, a gestação é um período de intensas modificações e adaptações, uma vez que não se trata apenas de transformações biológicas, mas também de mudanças psíquicas significativas que proporcionam a formulação e elaboração da ideia de ser mãe e da imagem mental de seu bebê; visto que tanto o processo de tornar-se mãe quanto o lugar psíquico elaborado no psiquismo materno para acolher o bebê em formação são processos gradativamente construídos e de maneira particular em cada mulher, cada uma com sua história singular[72].

A gestação é, por conseguinte, uma fase, quando esta acontece, de suma importância, na qual a mulher reorganiza e reatualiza aspectos de sua história constitutiva, seu arcabouço simbólico a respeito da maternidade, a fim de estruturar seu lugar materno para seu bebê e, em consequência, o lugar psíquico que lhe será conferido.[73][74]

---

[72] STERN, Daniel. *A constelação da maternidade*: o panorama da psicoterapia pais/bebê. Porto Alegre: Artes Médicas, 1997.

[73] FERRARI, Andrea Gabriela; PICININI, Cesar Augusto; LOPES, Rita Sobreira. O narcisismo no contexto da maternidade: algumas evidências empíricas. *Psico*, v. 37, n. 3, set./dez. 2006. Disponível em: http://revistaseletronicas.pucrs.br/ojs/index.php/revistapsico/article/view/1448/1136. Acesso em: 23 ago. 2018.

[74] VILAS BOAS, Laís. Macêdo.; BRAGA, Maria. Carolina. da Costa.; CHATELARD, Daniela. Scheinkman. Escuta Psicanalítica de Gestantes no Contexto Ambulatorial: uma experiência em grupos de fala. *Psico*, v. 44, n. 1, jan./mar. 2012. Disponível em: https://revistaseletronicas.pucrs.br/ojs/index.php/revistapsico/article/view/8623. Acesso em: 24 jul. 2018.

Para Szejer e Stewart[75], a gravidez é um tempo de mudanças valiosas e de grande complexidade, por se tratar de um período de transição e de metamorfoses intensas. Essas alterações são sentidas e elaboradas por cada mulher de diferentes maneiras e, por essa razão, cada gestação compreende um significado particular e deve ser considerada dentro da pré-história e da história de vida de cada mulher, bem como do momento em que essa gravidez se fez presente.

Devido a esse motivo, a gestação deve ser compreendida como um evento que vai muito mais além da questão meramente biológica da mulher. Como bem ressalta Quayle[76], "existem tantas maneiras de ser mãe quanto existem mulheres".

Entretanto, há fatores psíquicos intrínsecos ao período gestacional que merecem ser destacados. Lebovici[77], apoiando-se na teoria freudiana, ressalta que o desejo da mulher pela maternidade não tem início somente a partir da decisão de engravidar ou na ocorrência de uma gestação, mesmo que não planejada; nota-se ser muito mais anterior, inicia-se nas fantasias da menina sobre o desejo de conferir ao pai um filho durante a fase edípica, fase essa que denota sua castração, e a menina precisa se haver com ela e com o desejo de, de alguma maneira, tamponar essa castração.

Tornar-se mãe, e tornar-se mãe de cada bebê que uma mulher tiver, é um processo que reatualiza as suas experiências com seus próprios pais e atualiza os desejos por um projeto de filho que traz sentimentos ambivalentes e contraditórios, uma mistura de medo, apreensão, arrependimento, realização e expectativa.[78]

A gestação inicia-se, dessa forma, com um projeto, há sempre uma pré-história da concepção, há sempre um projeto desejante

---

[75] SZEJER, Myrian; STEWART, Richard. *Nove meses na vida de uma mulher*: uma abordagem psicanalítica da gravidez e do nascimento. São Paulo: Casa do Psicólogo, 1997.

[76] QUAYLE, Julieta. Alterações emocionais da gravidez. *In*: ZUGAIB, Marcelo; SANCOVSKI, Mauro (org.). *O pré-natal*. São Paulo: Atheneu, 1991, p. 91-101.

[77] LEBOVICI, Serge. *A mãe, o bebê e o psicanalista*. Porto Alegre: Artes Médicas, 1987.

[78] MOHALLEM, Léa Neves. Nada como o tempo... — prematuridade e trauma. *In*: MOURA, Marisa Decat de (org.). *Psicanálise e hospital — novas versões do pai*: reprodução assistida e UTI. v. 4. Belo Horizonte: Autêntica/FCH-FUMEC, 2005.

para a vinda de um bebê. Para a psicanálise, uma gestação sempre é desejada, uma vez que passa pela economia psíquica, estrutural e inconsciente de uma fantasia de tamponamento da falta.

Portanto, não há gravidez que ocorra ao acaso, e essa pré-história liga-se, fundamentalmente, às questões inconscientes da mulher no tocante ao desejo da gestação, e isso não é o mesmo que dizer que essa gestação foi ou não bem-aceita ou benquista.[79] Uma gestação pode não ser benquista, mas mesmo assim entrará na economia psíquica do desejo.[80]

Pode-se entender essa pré-história como o próprio desenvolvimento da sexualidade feminina. A esse respeito, Freud ressalta que o desejo por um filho, equivalente, nas formulações da teoria freudiana — influenciada pelas ideologias do feminino do final do século 19 —, à feminilidade, era a saída dita normal para o Complexo de Édipo, uma vez que era o único lugar aprovado e aceito socialmente pela sociedade para a mulher. Logo, ao perceber-se castrada em seu percurso edipiano, restava para a mulher um único destino e possibilidade de objeto para tamponar simbolicamente sua castração: o desejo por um bebê.[81]

Dito de outro modo, a menina, ao perceber-se castrada, ou seja, não portadora do pênis, entra no Complexo de Édipo, a fim de compensar sua falta e substitui, imaginariamente, o pênis que lhe falta pelo desejo de filho de seu pai. Essa é uma das saídas da mulher do Complexo de Édipo, isto é, o desejo por um filho equivaleria à busca por um objeto fálico, logo, à feminilidade da época.

Freud tenta esclarecer o desenvolvimento da sexualidade feminina pautando-se no monismo sexual. Destaca que a sexualidade das meninas, em seu primórdio, tem um caráter masculino, uma vez que impera a inexistência psíquica da vagina, sendo o clitóris exclusivo e

---

[79] SZEJER, Myrian; STEWART, Richard. *Nove meses na vida de uma mulher*: uma abordagem psicanalítica da gravidez e do nascimento. São Paulo: Casa do Psicólogo, 1997.

[80] CHATEL, Marie-Magdeleine. *Mal-estar na procriação*: as mulheres e a medicina da reprodução. Rio de Janeiro: Campo Matêmico, 1995.

[81] FREUD, Sigmund. *Edição Standard Brasileira das Obras Psicológicas Completas de Sigmund Freud. Volume XXI: Sobre a sexualidade feminina (1931)*. Rio de Janeiro: Imago Editora, 2006.

análogo ao pênis. Sublinha, portanto, que a organização da sexualidade se pauta sobre o primado do falo, da organização fálica. Nesse momento, a diferença anatômica entre os sexos é colocada como significante e o falo torna-se seu representante.[82,83,84]

Nesse ínterim, vale destacar a relação pré-edípica da menina com sua mãe, momento de grande importância para o entendimento da feminilidade e seu consequente desejo por um filho. Freud[85] sublinha a importância do laço emocional dos filhos com a mãe, sendo esta o primeiro objeto de amor de ambos, tanto meninos quanto meninas. Entretanto, destaca que, no caso da menina, a ligação com sua mãe produz importantes marcas em seu psiquismo, as quais proporcionam traços identificatórios no tocante à maternidade e à feminilidade. Sobre isso Zalcberg[86] destaca que "a figura da mãe, para uma menina, desdobra-se em uma função materna e em uma função feminina na medida em que a mãe é também uma mulher".

Dessa maneira, diferentemente do menino, cujo primeiro objeto de amor é aquele que permanecerá no Complexo de Édipo positivo — assim salientado por Freud —, a menina precisa fazer uma volta a mais, deslocar seu amor e investimento libidinal ora depositado na mãe para a figura do pai — detentor do falo. Essa manobra não é nada fácil para a criança, e a saída, para Freud, desse conflito é o ressentimento da menina pela mãe por tê-la feito tão castrada quanto ela, a mãe. Há uma intensa ambivalência na relação mãe e filha.[87]

---

[82] FREUD, Sigmund. *Edição Standard Brasileira das Obras Psicológicas Completas de Sigmund Freud. Volume VII: Um Caso de Histeria, Três Ensaios sobre a Sexualidade e outros Trabalhos (1901-1905)*. Rio de Janeiro: Imago Editora, 2006.

[83] FREUD, Sigmund. *Edição Standard Brasileira das Obras Psicológicas Completas de Sigmund Freud. Volume IX: Sobre as teorias sexuais das crianças (1908)*. Rio de Janeiro: Imago Editora, 2006.

[84] FREUD, Sigmund. *Edição Standard Brasileira das Obras Psicológicas Completas de Sigmund Freud. Volume XIX: Organização genital infantil: uma interpolação na teoria da sexualidade (1923)*. Rio de Janeiro: Imago Editora, 2006.

[85] FREUD, Sigmund. *Edição Standard Brasileira das Obras Psicológicas Completas de Sigmund Freud. Volume XIX: A Dissolução do Complexo de Édipo (1924)*. Rio de Janeiro: Imago Editora, 2006.

[86] ZALCBERG, Malvine. *A relação mãe-filha*. São Paulo: Elsevier, 2003, p. 15.

[87] FREUD, Sigmund. *Edição Standard Brasileira das Obras Psicológicas Completas de Sigmund Freud. Volume XXI: Sobre a sexualidade feminina (1931)*. Rio de Janeiro: Imago Editora, 2006.

Esse movimento necessário para que o Complexo de Édipo na menina transcorra provoca as dificuldades observadas por Freud na relação da menina com sua mãe, que ele denomina de Catástrofe[88] e Lacan[89], de Devastação. Uma peculiar relação entre ambas, em que a filha pode permanecer como objeto materno e, dessa maneira, buscar sempre a aprovação da mãe para suas escolhas, seu modo de viver e, consequentemente, a forma de realizar sua maternidade.

Já Lacan, diferentemente de Freud, organiza outra teoria em torno do feminino e da maternidade. Segundo o psicanalista, o desejo por um filho não consegue resumir o que é a feminilidade e o ser mulher, visto que, da mesma forma que o homem, a mulher, como sujeito de desejo tal qual o homem, é marcada, atravessada e castrada pela linguagem. Portanto, por seu caráter de faltante, busca obturar essa falta constituinte com o que o psicanalista denomina de *objeto a*.[90]

Lançando mão das Fórmulas da Sexuação, Lacan[91] faz avanços na reflexão a respeito do feminino e do masculino. Por serem castrados, homem e mulher — vale aqui a ressalva de que Lacan não se baseia no sexo biológico para essa definição — estão submetidos ao gozo fálico, à linguagem, direcionado a um objeto (*objeto a*).

No entanto, diferentemente do homem, embora a mulher também esteja submetida à castração simbólica, ela não se determina totalmente pelo gozo fálico, encontra-se não totalmente assujeitada à ordenação simbólica, isto é, não há significante que a simbolize e que a defina. Por essa razão, a mulher encontra-se submetida à castração, mas de maneira *não-toda* como apontado por Lacan.[92]

Por não existir um significante que defina a mulher, por não haver um "pai da horda primeva" não castrado, é que Lacan destaca o aforismo "A mulher não existe"[93], visto não existir "A Mulher", uma

---

[88] Ibidem.
[89] LACAN, Jacques. O aturdito. In: LACAN, Jacques. *Outros Escritos*. Rio de Janeiro: Zahar, 1973, p. 449-497.
[90] LACAN, Jacques. *O Seminário. Livro 10: A angústia*. Rio de Janeiro: Jorge Zahar, 2005.
[91] LACAN, Jacques. *O Seminário. Livro 20: Mais, ainda*. Rio de Janeiro: Zahar, 1985.
[92] Ibidem.
[93] Ibidem.

vez que, pelo fato de o *falo* ser o único significante da sexuação, há apenas o significante para um sexo — o masculino.

Como consequência dessa ausência de um significante que fundamente e signifique a mulher, nem tudo em uma mulher submete-se ao gozo fálico, ou seja, ela é *não-toda* inscrita no gozo fálico e isso dá origem a outra maneira de gozar.[94]

Dessa feita, por ocupar o lugar de *não-toda* inscrita no gozo fálico, a mulher encontra-se submetida em duas formas de gozo, gozo fálico e o gozo Outro, que confere a ela o ar de mistério do feminino que tantos buscam desvendar, mas que nem mesmo ela consegue definir, pois se trata desse gozo que escapa à trilha significante.[95,96]

Isso lhe confere a possibilidade de se constituir de uma maneira única e singular, isto é, no encontro com o feminino, cada mulher constitui-se à sua maneira, sem um ordenamento universal. Logo, essa constatação de Lacan dissolve o proposto por Freud, de que o encontro da mulher com a feminilidade é a busca pelo objeto faltante, nesse caso, o bebê.

Logo, é no tocante ao gozo fálico que a mulher, enquanto mãe, coloca o filho no lugar de tampão da falta materna, da castração, de *objeto a*, obturando, ainda que provisoriamente, sua falta estrutural e constituinte.[97,98]

Entretanto, de forma concomitante, há uma outra função ocupada pela criança no psiquismo da mulher, visto que, ao mesmo tempo em que a criança "preenche", que ocupa o lugar de *objeto a*, ela divide a mãe, relançando-a à sua falta inicial. Em outras palavras, aquele objeto que, ao nascer, era suposto proporcionar uma completude na mulher, na verdade deixa claro que não ocupará esse lugar, relançando a mãe no percurso dolorido da falta e da castração.

---

[94] Ibidem.
[95] Ibidem.
[96] LAURENT, Eric. Os tratamentos psicanalíticos das psicoses. *In*: Instituto de Psicanálise e Saúde Mental de Minas Gerais (org.). *Papeis de Psicanálise*: As pequenas invenções psicóticas. Belo Horizonte: Instituto de Psicanálise e Saúde Mental de Minas Gerais, ano 3, n. 2.
[97] ANDRÉ, Serge. *O que quer uma mulher?* Rio de Janeiro: Jorge Zahar, 1998.
[98] ZALCBERG, Malvine. *Amor paixão feminina*. São Paulo: Elsevier, 2007.

Importante destacar que esse momento pode ser potencializado pela ocorrência do puerpério, o qual revela diversos lutos na vida da mulher (corpo, gestação, vida conjugal, vida profissional) mais o luto de não se perceber completa e *toda* como havia imaginado.[99]

Desse modo, se por um lado o bebê produz uma articulação da equação fálica para a mulher, faz transparecer também a falta, o que a deixa incompleta, desejando mais além do falo. É imprescindível, portanto, que a criança promova essa divisão na mulher, para que ela possa desejar para além de seu filho.[100] É nesse ponto, portanto, que Lacan diferencia a mãe da mulher.

Devem-se, portanto, à peculiaridade do psiquismo da mulher na articulação e na construção da maternidade os sentimentos de ambivalência em relação à gravidez, tanto que o psiquismo pode até mesmo atuar de maneira somática com a finalidade de evitar a concepção, como patologias ovarianas, vaginismo etc., como também proporcionar sua ocorrência, ao antecipar a ovulação, por exemplo. Em virtude desse conflito entre a vontade, consciente e o desejo inconsciente, a mulher pode vir a gestar, mesmo que seu discurso ressalte o contrário, ou ficar impedida da gestação, com seu discurso afirmando sua vontade.[101,102]

Sobre isso, Szejer e Stewart[103] afirmam:

> Pode-se afirmar — de boa-fé — que se deseja um filho, e inconscientemente não desejá-lo, por questões que escapam e dizem respeito à história particular de cada um. Pode-se também "fazer de tudo" para não ter um filho, porque isso não é razoável, não é o momento, a situação não é adequada, e sim-

---

[99] LEAL, Fernanda Andrade. *A Tristeza comum da mãe*: reflexões sobre o estado psíquico do pós-parto. Curitiba: CRV, 2019.

[100] MILLER, Jacques-Alain. A criança entre a mulher e a mãe. *Opção Lacaniana Online*, nova série, v. 5, n. 15, 2014. Disponível em: http://www.opcaolacaniana.com.br/pdf/numero_15/crianca_entre_mulher_mae.pdf. Acesso em: 14 maio 2018.

[101] SOIFER, Raquel. *Psicologia da gravidez, parto e puerpério*. Porto Alegre: Artes Médicas, 1999.

[102] DOLTO, Françoise. *No jogo do desejo*: ensaios clínicos. Rio de Janeiro: Zahar, 1984.

[103] SZEJER, Myrian; STEWART, Richard. *Nove meses na vida de uma mulher*: uma abordagem psicanalítica da gravidez e do nascimento. São Paulo: Casa do Psicólogo, 1997, p. 56.

plesmente fazê-lo porque o desejo inconsciente é mais forte que todas as decisões racionais. Às vezes acontece que o desejo inconsciente se articula com a vontade consciente. Por exemplo, quando uma gravidez programada acontece e se desenvolve conforme o previsto. Mas, também, ocorrem conflitos entre o desejo inconsciente e a vontade consciente.

Esse desejo inconsciente de engravidar fica patente quando, mesmo declarando seu desejo de não engravidar no momento, esquece-se de utilizar os métodos contraceptivos, por exemplo.[104] Tais comportamentos são tomados como atos falhos, que são de ordem inconsciente.[105]

Maldonado[106] e Valente[107] fazem uma importante observação a respeito da gravidez não planejada, ressaltando que os sentimentos iniciais de rejeição, os quais geralmente acabam por não encontrar mais lugar no curso da gestação, podem dar lugar a uma aceitação e vice-versa.

Portanto, o projeto de uma gravidez, seja ele planejado ou não, consciente ou não, também faz parte da significação desta; o qual se mostra de fundamental importância no desenvolvimento gradual da ideia da maternidade na mulher. Esta, por sua vez, consegue, na maioria das vezes, admitir-se grávida a partir de um terceiro, seja ele médico ou exame de laboratório. Por meio dele, a mulher consegue admitir para si mesma "estou grávida".[108]

Assim, durante o processo de gestação, ocorrem três processos simultâneos, o desenvolvimento físico do bebê dentro do útero, transformações no psiquismo materno e a constituição do bebê imaginário no psiquismo da gestante.[109]

---

[104] SOIFER, Raquel. *Psicologia da gravidez, parto e puerpério*. Porto Alegre: Artes Médicas, 1999.
[105] SZEJER, Myrian; STEWART, Richard, *op. cit.*
[106] MALDONADO, Maria Tereza. *Psicologia da gravidez*. São Paulo: Saraiva, 2000.
[107] VALENTE, Maria L. C. Sintomas apresentados pela gestante e sua correlação com a menarca vivida problematicamente. *Perfil*, Assis, v. 2, p. 23-37, 1989.
[108] SZEJER, Myrian; STEWART, Richard, *op. cit.*
[109] STERN, Daniel; STERN-BRUSCHMEILER, Nadia; FREELAND, Alison. *El nacimiento de una madre*. España: Paidós, 1999.

Aulagnier[110] destaca que a gestação é considerada segundo dois aspectos: o biológico, que se refere às transformações biológicas do feto; e a relação de objeto, a qual consiste no processo da construção imaginária do bebê na psique materna, como uma preparação para que ela possa entrar em contato com a criança prestes a nascer.

Para Bydlowski[111], o processo da gestação é permeado por significativas crises maturativas, ambivalências e por uma particularidade psíquica denominada, pela autora, de transparência psíquica, que vem facilitar as transformações no psiquismo materno e a constituição do bebê imaginário. Esse fenômeno define-se como um estado particular do período gestacional em que se configura uma maior abertura e permeabilidade do inconsciente.

Nesse momento, o inconsciente da mulher estaria particularmente aberto, com a barreira do recalque fragilizada. Isso permite aos conteúdos inconscientes, os quais procuram tornar-se conscientes, ultrapassarem essa barreira de maneira mais facilitada. Consequentemente, o psiquismo mostra-se mais transparente e há uma relação mais direta e evidente entre a gestação atual e as lembranças de seu passado, em especial os registros psíquicos da maneira como foi maternada.[112]

Para a autora[113], a transparência psíquica ocorre, na gravidez, em virtude do abalo que o psiquismo materno sofre diante do duplo *status* do bebê, ou seja, ao mesmo tempo em que ele está presente dentro do corpo materno, sua ausência mostra-se real no campo visível.

Tal fenômeno é de fundamental importância para que a mulher consiga entrar em contato com os conteúdos recalcados de sua infância, bem como das marcas psíquicas estabelecidas por sua mãe, em seus próprios cuidados, as quais influenciarão a relação e os cuidados com seu bebê. Portanto, durante o processo do tornar-se mãe, em

---

[110] AULAGNIER, Piera. *Um intérprete em busca de sentido*. São Paulo: Escuta, 1990.
[111] BYDLOWSKI, Monique. *La dette de vie*: itinéraire psychanalytique de la maternité. Paris: Presses Universitaires de France, 1997.
[112] *Ibidem*.
[113] *Ibidem*.

meio à gestação, a mulher atualiza e reedita aspectos de sua própria história, a fim de localizar-se enquanto mãe e de conferir um lugar psíquico ao seu filho.[114]

Igualmente, no tocante a isso, Szejer e Stewart[115] afirmam que a maneira como cada mulher projeta-se como mãe muito tem a dizer sobre os pais que cada uma delas teve, sobre as inscrições que foram realizadas no psiquismo materno a respeito de como sua própria mãe foi; em outras palavras, há uma relação com o modelo parental que possui.

Em consonância a isso, as expectativas que a mulher tece a respeito do bebê e de como ela irá colocar-se no lugar de mãe pautam-se em um renascimento narcísico, ou seja, do que a gestante foi para sua mãe e do que esta representou em sua constituição psíquica.[116] A esse respeito, Szejer e Stewart[117] colocam:

> A forma como cada um se projeta como pai ou mãe relaciona-se diretamente com os pais que eles próprios tiveram, ou ainda outros modelos parentais. Os pais sempre são um modelo de referência em relação ao qual nos determinamos, seja querendo fazer como eles, ou contrariamente a eles, seja tentando corresponder ao seu desejo ou opondo-nos a ele.

Destaca-se a importância da relação pré-edípica que a mulher estabeleceu, em seu desenvolvimento psíquico, com sua mãe na sua infância, relatada anteriormente. A título de rememoração, nessa fase, anterior à entrada da menina no Complexo de Édipo, a mãe é o primeiro objeto de amor da menina, sendo que essa relação inicial da mulher com sua mãe é extremamente complexa, duradoura

---

[114] SZEJER, Myrian; STEWART, Richard. *Nove meses na vida de uma mulher*: uma abordagem psicanalítica da gravidez e do nascimento. São Paulo: Casa do Psicólogo, 1997.

[115] *Ibidem*.

[116] FREUD, Sigmund. *Edição Standard Brasileira das Obras Psicológicas Completas de Sigmund Freud. Volume XIV: Sobre o narcisismo: uma introdução (1914)*. Rio de Janeiro: Imago Editora, 2006.

[117] SZEJER, Myrian; STEWART, Richard. *Nove meses na vida de uma mulher*: uma abordagem psicanalítica da gravidez e do nascimento. São Paulo: Casa do Psicólogo, 1997, p. 62.

e de grande influência na vida da mulher, inclusive em como essa mulher poderá entender seu momento gestacional e a maternidade em construção.[118]

Juntam-se a isso outros aspectos psíquicos de fundamental importância para o entendimento do psiquismo da mulher no período gestacional, visto que esse é um período de diversas modificações da vida emocional da mulher, no qual cada uma irá vivenciá-lo de acordo com seus recursos psíquicos disponíveis e suas vivências pessoais.[119]

A gravidez, enquanto processo, traz consigo o surgimento de uma nova vida e de novos papéis e responsabilidades. Por essa razão, por mais que cada gestação seja uma e que ocorram os mais diversos efeitos emocionais em cada mulher, há alguns pontos de convergência no que tange aos estados psíquicos particulares em cada fase.[120]

No primeiro trimestre da gravidez, geralmente, há o predomínio da ambivalência afetiva, em que a mulher e também por vezes sua família oscilam entre o desejar e o não desejar esse bebê. Isso pode ser observado em sentimentos de dúvida entre estar ou não estar grávida, mesmo após a comprovação clínica. Há também diversos sentimentos contraditórios em destaque: como alegria, tristeza, medo, aceitação, rejeição, entre tantos outros.[121]

Quayle[122] concorda ao dizer que esses sentimentos estão bastante presentes na primeira metade da gestação e podem estar relacionados também ao fato de que o bebê, até então, não é concretamente percebido pela gestante, pois seus movimentos ainda passam despercebidos e não ocorreram significativas modificações corporais. A autora salienta, inclusive, que esses sentimentos ambivalentes

---

[118] ZALCBERG, Malvine. *A relação mãe-filha*. São Paulo: Elsevier, 2003.

[119] QUAYLE, Julieta. Alterações emocionais da gravidez. *In*: ZUGAIB, Marcelo; SANCOVSKI, Mauro (org.). *O pré-natal*. São Paulo: Atheneu, 1991, p. 91-101.

[120] QUAYLE, Julieta. Alterações emocionais da gravidez. *In*: ZUGAIB, Marcelo; SANCOVSKI, Mauro (org.). *O pré-natal*. São Paulo: Atheneu, 1991, p. 91-101.

[121] MALDONADO, Maria Tereza. *Psicologia da gravidez*. São Paulo: Saraiva, 2000.

[122] QUAYLE, Julieta, *op. cit.*

proporcionam uma maior dependência da mulher em relação às figuras afetivamente importantes, como o(a) companheiro(a) e a mãe.

Além disso, os sintomas orgânicos muito presentes nesse início da gestação, como a hipersonia, náuseas e vômitos, por variarem de intensidade e de prevalência, seja de uma gestação para outra, seja de uma mulher para outra, podem estar relacionados com a tensão emocional vivenciada por essa mulher.[123,124]

Já o segundo trimestre gestacional é considerado o período de maior estabilidade emocional para a gestante. Um fator impactante é o início da percepção dos primeiros movimentos fetais. Isso a coloca frente a uma realidade concreta da existência de um outro ser dentro de si.[125]

Essa dinâmica, segundo Quayle[126], relaciona-se de maneira intrínseca com a elaboração de um novo papel da mulher — ser mãe. Nesse período, é comum que a figura materna da gestante assuma uma importância maior, ocupando cada vez mais o lugar de modelo ou, até mesmo, que surjam questionamentos sobre a relação e o lugar a ser ocupado na vida de sua filha.

O terceiro trimestre é considerado o período de aumento do nível de ansiedade devido à proximidade do parto. Trata-se de um período de mal-estar físico e de questões somáticas e psíquicas.[127,128,129]

Em relação ao mal-estar físico, em virtude do tamanho e peso do feto, é comum que a mulher sinta diversos incômodos como dores na coluna, inchaços, limites físicos e alterações corporais inerentes.

Os desequilíbrios somáticos são os que mais preocupam tanto os médicos como a gestante, visto que geralmente não têm expli-

---

[123] SOIFER, Raquel. *Psicologia da gravidez, parto e puerpério*. Porto Alegre: Artes Médicas, 1999.
[124] MALDONADO, Maria Tereza, *op. cit.*
[125] *Ibidem*.
[126] QUAYLE, Julieta, *op. cit.*
[127] SOIFER, Raquel. *Psicologia da gravidez, parto e puerpério*. Porto Alegre: Artes Médicas, 1999.
[128] MALDONADO, Maria Tereza. *Psicologia da gravidez*. São Paulo: Saraiva, 2000.
[129] SZEJER, Myrian; STEWART, Richard. *Nove meses na vida de uma mulher*: uma abordagem psicanalítica da gravidez e do nascimento. São Paulo: Casa do Psicólogo, 1997.

cação. Essas descompensações são a ameaça do parto prematuro, a hipertensão arterial, as toxemias e o diabetes. Para o presente estudo, importa enfatizar o parto prematuro.[130]

Para Szejer e Stewart[131], o parto prematuro pode ser desencadeado organicamente por diversos fatores, como a hipertensão arterial, o rompimento da bolsa, entre outros, como salientado anteriormente, mas também, ao se considerar o ponto de vista da psicanálise, pode ser entendido como a expressão, no cenário atual, de um conflito ligado à história da gestante, do casal ou dessa gestação. Da mesma maneira, a hipertensão arterial, principalmente quando há uma crise de pressão em uma gestante não hipertensa, pode estar ligada não somente a modificações hormonais, mas também ao contexto dessa gravidez e à história particular de cada mulher.

As descompensações psíquicas, nesse período, ficam cada vez mais características. Além da ansiedade, pode haver crises depressivas, fobias diversas ligadas ao seu corpo, ao parto ou ao bem-estar do bebê, alterações do sono, bem como sentimentos ambivalentes em relação ao parto, pois, ao mesmo tempo em que há o desejo de ter o bebê em seus braços, pode surgir também, na mulher, a insegurança em relação ao seu novo papel e o desejo de prolongar a gravidez.[132,133]

O período do pós-parto é de grande importância e destaque. O chamado puerpério é um tempo bastante delicado e importante, do ponto de vista orgânico, mas, sobretudo, do ponto de vista psíquico. Diferentemente da medicina, que o define como o tempo necessário para que o útero retorne ao seu tamanho original e, portanto, de grande oscilação hormonal, para a psicanálise, trata-se de um período de tempo indeterminado e que faz parte do processo do tornar-se mãe.

Esse período, também chamado de *baby blue* — recebe esse nome justamente pelo caráter melancólico do estilo musical *blues* —, é um tempo de um luto intenso. Um estado não patológico, podendo

---

[130] *Ibidem.*
[131] *Ibidem.*
[132] *Ibidem.*
[133] MALDONADO, *op. cit.*

ser mais ou menos intenso, com a presença de sentimentos estranhos tanto para a mulher quanto para seu entorno.

Luto dos lugares antes ocupados, como, por exemplo, do lugar profissional, do lugar de apenas filha, apenas esposa, luto da gestação, luto do encontro com esse estranho, o bebê, que agora se mostra à sua frente. Há a presença de muito medos, desconhecimentos, inseguranças, e o encontro com a castração, uma vez que, como já dito, o bebê, promessa de obturar o furo da castração, na verdade a desmascara ainda mais.

O *baby blues*, diferentemente de uma depressão pós-parto, é o tempo necessário para que a mulher, psiquicamente, possa se encontrar, ou não, com o campo materno, o qual não nasce com o encontro físico entre mãe e bebê, mas é construído. É uma necessidade psicológica da mulher que marca que o acontecimento de uma maternidade passa por processos que vão além do biológico, ela requer os processos intrínsecos do período puerperal para que possa se construir.[134]

Com o nascimento de um bebê prematuro, como ocorre a vivência do *baby blues*? Encontramos uma mulher e uma família que já vivenciam medos e lutos intensos; no período do internamento desse bebê, há esse espaço para que essa necessidade psicológica possa ser experienciada?

Sobre isso, Szejer e Stewart[135] afirmam que, quando a mulher dá à luz um bebê prematuro, o qual permanece hospitalizado por um longo tempo, ela não realiza o *baby blues* nos dias após o parto, como usualmente, mas sim quando esse bebê recebe alta. Durante o período de internamento do bebê, ela passa por sentimentos diversos daqueles encontrados nesse estado de pós-parto; já em casa, ela pode passar por essa experiência típica do período puerperal que é fundamental para a construção da maternidade com esse bebê.

---

[134] LEAL, Fernanda Andrade. *A Tristeza comum da mãe*: reflexões sobre o estado psíquico do pós-parto. Curitiba: CRV, 2019.

[135] SZEJER, Myrian; STEWART, Richard. *Nove meses na vida de uma mulher*: uma abordagem psicanalítica da gravidez e do nascimento. São Paulo: Casa do Psicólogo, 1997.

3.2 O BEBÊ IMAGINÁRIO E SUA POTÊNCIA

"Com quem você irá parecer?" "Chutando desse jeito, acho que será jogador de futebol." "Imagino seus olhinhos, azuis como os do vovô." "Espero que você não nasça com o cabelo do papai." "Agitadinho como a mamãe, vai gostar de uma balada."

É comum encontrarmos falas como essas durante a gestação. Esse é o momento em que a gestante e a família constroem imaginariamente seu bebê. Não há como vê-lo, mesmo nos exames 3D, as imagens ainda são disformes. Como imaginar e desejar que seu filho seja? Isso é importante para o processo gestacional? Mais uma loucura necessária das mães?[136]

Durante o processo gestacional, há um acontecimento de grande relevância, a construção do bebê imaginário, ou seja, com o suporte da transparência psíquica, ocorre o hiperinvestimento narcísico da gestante em seu filho, o qual advém uma vez que o objeto de investimento pertence à própria mãe, isto é, ainda está dentro de seu próprio corpo. Dito de outro modo, a transparência psíquica proporciona os pré-requisitos para que a futura mãe comece a construir psiquicamente o bebê que habita seu ventre.[137,138]

Para isso, a gestante diminui seu investimento libidinal no mundo exterior e desloca narcisicamente sua libido ao bebê que cresce em seu ventre. Em outras palavras, o objeto que é investido na gravidez, o bebê, não difere do eu (mãe), uma vez que o bebê está no corpo materno, o objeto amado da mãe acaba sendo seu próprio corpo e aquilo que a habita.[139] Esse renascimento narcísico possibilita que o bebê vá ocupando, no psiquismo materno, um lugar privilegiado.

---

[136] WINNICOTT, Donald Wood. A preocupação materna primária. In: WINNICOTT, Donald Wood. Da pediatria à psicanálise: obras escolhidas. Tradução de D. Bogomoletz. Rio de Janeiro: Imago, 2000, p. 399-405.

[137] BYDLOWSKI, Monique. La dette de vie: itinéraire psychanalytique de la maternité. Paris: Presses Universitaires de France, 1997.

[138] BENHAIM, Michèle. Amor e ódio: a ambivalência da mãe. Rio de Janeiro: Companhia de Freud, 2007.

[139] AULAGNIER, Piera. Nacimiento de un cuerpo, inicio de una historia. In: HORSTEIN, Luis; AULAGNIER, Piera; PELENTO, María Lucila; GREEN, André; ROTHER, Maria Cristina.de Horstein; BIANCHI, Hugo; Dayan, Maurice; FRIZMAN, Joana Helena Bosoer (org.). Cuerpo, historia, interpretación: Piera Aulagnier: de lo originario al proyecto indentificatorio. Buenos Aires: Paidós, 1994, p. 117-170.

Em vista disso, para constituir-se como mãe, primeiramente a mulher passa a compor, imaginariamente, em seu psiquismo, o bebê que carrega em seu ventre. Durante a gestação, a mulher que se tornará mãe pressupõe a chegada de seu bebê, com a construção do quarto, do enxoval, escolha do nome, com as transformações de seu próprio corpo, e assim tece o lugar de seu filho, investindo narcisicamente neste que está por chegar.[140]

O narcisismo da mãe durante a gravidez tende a englobar, primeiramente, os objetos, bem como o lugar imaginário ocupado pelo bebê, construindo um "berço psíquico", para depois, com a chegada deste, realizar o luto dessa fantasia do encontro com o bebê real.[141]

Então, devido ao pouco contato com seu bebê nesse período, a mulher tece um lugar imaginário para ele e, por meio dessa aposta imaginária, ela pode construir um espaço para o feto em formação e entrar em contato com seu bebê antes mesmo do nascimento.[142,143]

Para Piccinini *et al.*[144], os movimentos do feto no último trimestre de gestação contribuem para a transição, no psiquismo materno, entre o bebê sonhado e o bebê real. Aos poucos a mulher personifica seu bebê, atribuindo a ele características físicas e psíquicas, promovendo uma filiação à família à qual pertence.[145,146]

O bebê imaginário é, portanto, a personificação dos desejos e anseios maternos, inserido na teia simbólica e imaginária materna a respeito do seu desejo em relação à maternidade e à maneira como ela foi construída. Logo, o bebê ideal é portador de todo investimento libidinal da mãe e esse processo é de significativa importância para

---

[140] IACONELLI, Vera. Luto insólito, desmentido e trauma: clínica psicanalítica com mães de bebês. *Revista Latinoamericana de Psicopatologia Fundamental*, v. 10, n. 4, p. 614-623, 2007. Disponível em: DOI: https://doi.org/10.1590/S1415-47142007000400004. Acesso em: 4 set. 2018.

[141] *Ibidem*.

[142] DEBRAY, Rosine. *Mães em revolta*. Porto Alegre: Artes Médicas, 1988.

[143] BRAZELTON, Terry B.; CRAMER, Bertrand G. *As primeiras relações*. São Paulo: Martins Fontes, 1992.

[144] PICCININI, Cesar Augusto *et al.* Expectativas e sentimentos da gestante em relação ao seu bebê. *Psicologia*: Teoria e Pesquisa, v. 20, n. 3, p. 223-232, set.-dez. 2004. Disponível em: DOI: https://doi.org/10.1590/S0102-37722004000300003. Acesso em: 24 jan. 2019.

[145] LEBOVICI, Serge. *A mãe, o bebê e o psicanalista*. Porto Alegre: Artes Médicas, 1987.

[146] AULAGNIER, Piera. *Um intérprete em busca de sentido*. São Paulo: Escuta, 1990.

que ela possa inserir o feto dentro da ordem social e simbólica da qual faz parte e, ainda, libidinizar seu corpo, torná-lo um sujeito com sua história, mudando seu status de feto para criança.[147,148]

Para tanto, esse momento de construção do bebê imaginário é permeado por muitas palavras e desejos, sendo que a chegada ao mundo de todo humano é mediada por um banho de linguagem e por um campo simbólico preexistente a ele.[149] Para que o pequeno bebê, concebido, como ressalta Lacan[150], como uma libra de carne, possa existir, há que se ter um projeto desejante para esse bebê, seja esse projeto qual for, e o pequeno *infans*[151] precisa ser inserido no campo simbólico para que um sujeito de desejo possa se constituir. Portanto, tanto as palavras ditas como as não ditas sobre um bebê promovem a construção de um lugar psíquico à criança que está por vir.

A construção do bebê imaginário apresenta, dessa forma, uma dupla importância. Do lado do bebê, é o preparo de seu berço psíquico, dos significantes que irão inseri-lo do campo da linguagem e da cultura em seu processo de constituição psíquica.

Do lado da mulher, é o caminho psíquico a ser traçado por ela para que possa tanto familiarizar-se com esse filho que está por vir como também entrar em contato com sua pré-história e com as marcas inscritas em seu psiquismo; isto é, com a maneira como essa mulher vivenciou seu próprio banho de linguagem, como ela foi inserida no mundo enquanto um sujeito de desejo diferenciado, o que proporciona meios de conferir ao seu bebê condições de ser inserido simbolicamente enquanto sujeito ou enquanto um bebê imaginado.[152]

---

[147] LEBOVICI, Serge. *A mãe, o bebê e o psicanalista*. Porto Alegre: Artes Médicas, 1987.
[148] AULAGNIER, Piera. *Um intérprete em busca de sentido*. São Paulo: Escuta, 1990.
[149] LACAN, Jacques. *O Seminário. Livro 3: As psicoses*. Rio de Janeiro: Jorge Zahar, 1988.
[150] LACAN, Jacques. *O Seminário. Livro 10: A angústia*. Rio de Janeiro: Jorge Zahar, 2005.
[151] *Infans*: aquele que não fala. Para a Psicanálise, trata-se daquele que ainda não foi atravessado pela linguagem em sua constituição subjetiva.
[152] TAVARES, Renata Corbeta. O bebê imaginário: uma breve exploração do conceito. *Revista Brasileira de Psicoterapia (online)*, v. 18, n. 1, p. 68-81, 2016. Disponível em: http://rbp.celg.org.br/detalhe_artigo.asp?id=191. Acesso em: 22 maio 2018.

Esse processo da construção do bebê sonhado irá auxiliar a mulher não somente na sua construção enquanto mãe, mas também no encontro com o bebê da realidade, com aquele que se mostra a ela no instante de seu nascimento; ou melhor, o bebê que foi imaginado confere à mãe o substrato psíquico para que ela possa se relacionar com o bebê da realidade, visto que a imagem dele será ao menos confirmada, mesmo que nunca corresponda completamente ao que a mulher havia idealizado.[153,154]

Além de promover apoio para a mãe no encontro com o bebê real, o bebê imaginário permite a ela apostar nas possibilidades de seu filho, de forma a acreditar que ele pode ainda mais do que lhe é permitido, seja psíquica ou organicamente.[155]

Junta-se a isso a importância de outra função da construção de um bebê imaginário, qual seja a de promover que a mãe não vivencie apenas um momento de luto em seu parto, isto é, o luto do final de sua gestação e de uma parte de seu corpo; uma vez que, por outro prisma, ele permite que a mulher vivencie o nascimento, quando ela acaba de gerar um ser diferenciado de seu próprio corpo, como até então ele era percebido — pertencente ao corpo materno.[156]

É a representação psíquica do futuro bebê e de toda essa construção da sua maternidade que possibilitará à mulher realizar um investimento libidinal e afetivo em seu bebê apresentado na realidade, o que poderá ajudá-la a desenvolver sentimentos de confiança e de competência em relação ao seu papel.[157]

Na grande maioria dos casos, esse investimento transcorre de maneira natural, por meio de uma formação gradual do vínculo entre

---

[153] MATHELIN, Catherine. Da pulsão de morte ao desejo de vida, ou as vicissitudes de uma terapia intensiva. *In*: WANDERLEY, Daniele de Brito (org.). *Agora eu era o rei*: os entraves da prematuridade. Salvador: Ágalma, 1997, p. 61-79.

[154] MANNONI, Maud. *A criança retardada e a mãe*. São Paulo: Martins Fontes, 1985.

[155] AULAGNIER, Piera. *Um intérprete em busca de sentido*. São Paulo: Escuta, 1990.

[156] AULAGNIER, Piera. Nacimiento de un cuerpo, inicio de una historia. *In*: HORSTEIN, Luis; AULAGNIER, Piera; PELENTO, María Lucila; GREEN, André; ROTHER, Maria Cristina.de Horstein; BIANCHI, Hugo; Dayan, Maurice; FRIZMAN, Joana Helena Bosoer (org.). *Cuerpo, historia, interpretación*: Piera Aulagnier: de lo originario al proyecto indentificatorio. Buenos Aires: Paidós, 1994, p. 117-170.

[157] DEBRAY, Rosine. *Mães em revolta*. Porto Alegre: Artes Médicas, 1988.

mãe e bebê. Assim, se tudo ocorrer bem, pode ser mais fácil para a mãe conseguir lidar com a perda do bebê imaginário, que de toda forma é conflitante, e constituir um lugar em seu psiquismo para o bebê real. Este pode tanto provocar inquietude e encantamento, como também pode fazer a mãe deparar-se com frustrações, desapontamentos e dificuldades na maternidade.[158]

Entretanto, nesse processo, pode haver a interferência de inúmeros fatores, em especial da prematuridade extrema, quando o parto acontece de maneira muito inesperada e o bebê que se apresenta difere consideravelmente do bebê imaginado; ocorrência essa menos impactante em um parto a termo.

---

[158] LEBOVICI, Serge. *A mãe, o bebê e o psicanalista*. Porto Alegre: Artes Médicas, 1987.

4

A MATERNIDADE NA UTI NEONATAL

4.1 A MÃE DO BEBÊ PREMATURO

Encontrar-se com a possibilidade da interrupção de uma gravidez é, na maioria das vezes, um momento mortífero para muitas mulheres e famílias. O tempo ou custa a passar ou passa depressa, a palavra médica atravessa como uma navalha, uma mistura de sentimentos e sensações se faz presente. O medo toma conta da situação.

A ocorrência dos partos prematuros concentra-se no terceiro trimestre da gestação, ou seja, a partir da 28ª semana de gestação e, geralmente, ocorrem quando já há uma interação importante entre a mãe e o bebê, quando ela já está sentindo a criança em seu ventre de maneira intensa, momento no qual a transparência psíquica se faz mais presente e está em curso tanto a construção de seu bebê imaginário quanto o início da elaboração psíquica da mulher enquanto mãe desse bebê.[159,160]

Nesse tempo da gravidez, no terceiro trimestre, como salientado no capítulo anterior, a mulher pode sofrer diversas questões somáticas, tais como: infecções, hipertensão induzida pela gravidez, ganho de peso insuficiente, entre outros, que podem proporcionar, frequentemente, a interrupção da gestação.[161]

---

[159] SZEJER, Myrian; STEWART, Richard. *Nove meses na vida de uma mulher*: uma abordagem psicanalítica da gravidez e do nascimento. São Paulo: Casa do Psicólogo, 1997.

[160] MATHELIN, Catherine. *O sorriso da Gioconda*: clínica psicanalítica com bebês prematuros. Tradução de Procópio Abreu. Rio de Janeiro: Companhia de Freud, 1999.

[161] BITTAR, Roberto Eduardo; ZUGAIB, Marcelo. Indicadores de risco para o parto prematuro. *Revista Brasileira de Ginecologia e Obstetrícia*, v. 31, n. 4, p. 203-209, abr. 2009. Disponível em: DOI: https://doi.org/10.1590/S0100-72032009000400008. Acesso em: 10 dez. 2017.

Além disso, há importantes fatores psíquicos que podem estar presentes e que contribuem para a irrupção do parto prematuro, como questões psíquicas inconscientes maternas, a ambivalência em relação ao desejo ou não de ser mãe, ansiedade em relação à sua saúde e à saúde de seu bebê.[162]

Nesses casos, em que há intercorrências no processo gestacional, é possível que seja necessário que a mulher fique hospitalizada em constante monitoramento até o nascimento do bebê. Essa hospitalização, que muitas vezes pode ser urgente, significa que, possivelmente, ela não poderá mais retornar à sua casa e dar continuidade aos preparativos para a chegada de seu filho, assim, os planos para seu nascimento são interrompidos.[163]

Devido a esses inúmeros fatores, que podem preceder a interrupção da gestação, a ansiedade da mulher agrava-se. Há que se considerar que o nascimento prematuro é um momento de violência, visto que o potencial de risco surge, muitas vezes, de maneira insidiosa, e isso afeta não só a criança, que abruptamente é retirada do útero materno e terá que se encontrar com possíveis consequências orgânicas de sua prematuridade, mas também a mulher e sua família, que são brutalmente atravessadas pela prematuridade e sofrem diante de uma repentina interrupção do processo de gestação psíquica da criança.[164]

Irrompe uma mãe cujo lugar materno, em construção, foi antecipado em virtude de um corte.[165] Desse modo, carrega o medo e o desespero, e impera, muitas vezes, a culpa por não ter conseguido

---

[162] NIX, Carole Isabelle Muller; ANSERMET, François. Prematurity, risk factors and protective factors. In: ZEANAH, Charles. *Handbook oh infant mental health*. New York: Gilford Press, 2009, p. 180-196.

[163] VANIER, Catherine. The relationship between the parentes and the premature baby. *International Forum of Psychoanalysis*, v. 26, n. 1, p. 29-32, abr. 2016. Disponível em: DOI: https://doi.org/10.1080/0803706X.2016.1186837. Acesso em: 17 jul. 2018.

[164] DIAS, Mariangela de Andrade Máximo. Uma escuta psicanalítica em neonatologia. In: MELGAÇO, Rosely Gazire (org.). *A ética na atenção ao bebê*: psicanálise, saúde, educação. São Paulo: Casa do Psicólogo, 2006, p. 137-147.

[165] NETTO, Marcus Vinícius Rezende Fagundes; DUARTE, Leandra Silva. Frankenstein na UTI neonatal: o conflito entre o filho real e o filho imaginário. *Psicanálise e Barroco em Revista*, v. 8, n. 1, p. 175-188, mar. 2019. Disponível em: DOI: https://doi.org/10.9789/1679-9887.2010.v8i1.%25p. Acesso em: 5 maio 2019.

levar a gestação até o final, bem como o luto por algo que não existiu, qual seja o nascimento a termo de seu bebê.[166,167]

É imperativo ressaltar que a mãe de um bebê pré-termo sofre uma abrupta interrupção, não somente da gestação com todo o seu valor psíquico em constituição, mas também dos planos e projetos para a chegada do bebê.[168,169]

Com essa antecipação dos lugares que ainda estavam em construção, seja do lado da mulher, em seu exercício da função materna, seja do bebê real, que se mostra quando ainda estava em constituição seu lugar no psiquismo materno, a mulher passa por diversos processos de luto.

Freud[170] entende o luto como uma reação à perda, esta não ligada somente à morte, mas também a perdas reais e simbólicas existentes na vida do indivíduo. Dessa forma, há perdas significativas para essa mulher cujo bebê nasceu antes do previsto.

Ela precisa lidar com o luto da gestação e da maternidade idealizadas, construídas ao longo de sua história, com o imaginário e planejamento de uma gestação completa, a termo, e da saída da maternidade com seu bebê recém-nascido no colo.[171]

Depara-se, de tal forma, com um processo de tornar-se mãe diferente daquele por ela esperado, com a irrupção de um parto nunca

---

[166] DRUON, Catherine. Quel lien entre le bébé prématuré et ses parentes em médecine néonatale? *Revue Française de Psychosomatique*, v. 1, n. 41, 2012. Disponível em: DOI: https://doi.org/10.3917/rfps.041.0135. Acesso em: 20 mar. 2019.

[167] VANIER, Catherine. *Premature birth*: the baby, the doctor and the psychoanalyst. Tradução de L. Watson. Inglaterra: Bayard Editions, 2013.

[168] *Ibidem*.

[169] FERRARI, Andrea Gabriela; DONELLI, Tagma Marina Schneider. Tornar-se mãe e prematuridade: considerações sobre a constituição da maternidade no contexto do nascimento de um bebê com muito baixo peso. *Contextos Clínicos*, v. 3, n. 2, p. 106-112, dez. 2010. Disponível em: http://pepsic.bvsalud.org/scielo.php?script=sci_arttext&pid=S1983-34822010000200004. Acesso em: 15 fev. 2018.

[170] FREUD, Sigmund. *Edição Standard Brasileira das Obras Psicológicas Completas de Sigmund Freud. Volume XIV: Luto e Melancolia (1915-1917)*. Rio de Janeiro: Imago Editora, 2006.

[171] BALTAZAR, Danielle Vargas Silva; GOMES, Rafaela Ferreira de Souza; CARDOSO, Talita Beja Dias. Atuação do psicólogo em unidade neonatal: rotinas e protocolos para uma prática humanizada. *Revista da SBPH*, v. 13, n. 1, p. 2-18, jan-jun. 2010. Disponível em: http://pepsic.bvsalud.org/pdf/rsbph/v13n1/v13n1a02.pdf. Acesso em: 15 ago. 2018.

antes imaginado, com a interrupção de planos que estavam sendo aos poucos concretizados, como o quarto do bebê, o enxoval, as festas comemorativas antes do nascimento, bem como as festividades após o nascimento do bebê.[172,173]

É comum que algumas mães, ao encontrarem-se com seus bebês, apresentem algo como a negação do estado de saúde de seu filho, afirmando que ele está bem, contrastando com o estado real da criança.[174] Sabe-se que a negação pode fazer parte do processo de luto, sendo, em primeiro momento, uma forma saudável de lidar com uma situação dolorosa, bem como funcionando como um para-choque de notícias inesperadas e chocantes, além de proporcionar que, com o tempo, o paciente possa recuperar-se.[175]

Em razão do fato de seu bebê encontrar-se, na maioria das vezes, entre o limiar da vida e da morte, essa mulher sente sua maternidade continuamente ameaçada pela frágil situação de seu bebê. Ela possui a função materna, mas não consegue exercê-la em sua completude, sabe que é mãe, mas apresenta dificuldade em sentir-se mãe, por não conseguir assumir esse papel em sua totalidade e por estar, de algum modo, impedida de vivenciar o *baby blues*, essa necessidade psicológica tão fundamental para o tornar-se mãe.[176]

Isso é devido à impossibilidade de exercer os cuidados básicos de seu filho, oferecer colo a qualquer hora, amamentar, pois divide esses cuidados, que competem ao papel materno, com a equipe médica. Assim, a mãe do bebê prematuro hospitalizado encontra dificuldade em exercer e apropriar-se de seu papel materno e, dessa

---

[172] IACONELLI, Vera. Luto insólito, desmentido e trauma: clínica psicanalítica com mães de bebês. *Revista Latinoamericana de Psicopatologia Fundamental*, v. 10, n. 4, p. 614-623, 2007. Disponível em: DOI: https://doi.org/10.1590/S1415-47142007000400004. Acesso em: 4 set. 2018.

[173] BRITO, Maria Haydée; PESSOA, Vera Lúcia Mendes de Paula. Um perfil da mãe prematura. *In*: MELGAÇO, Rosely Gazire (org.). *A ética na atenção ao bebê*: psicanálise, saúde, educação. São Paulo: Casa do Psicólogo, 2006, p. 115-123.

[174] Ibidem.

[175] KLÜBER-ROSS, Elisabeth. *Sobre a morte e o morrer*. São Paulo: Editora WMF Martins Fontes, 2018.

[176] BRITO, Maria Haydée; PESSOA, Vera Lúcia Mendes de Paula. Um perfil da mãe prematura. *In*: MELGAÇO, Rosely Gazire (org.). *A ética na atenção ao bebê*: psicanálise, saúde, educação. São Paulo: Casa do Psicólogo, 2006, p. 115-123.

forma, dar sequência ao desenvolvimento do vínculo com seu bebê, interrompido pelo parto pré-termo.[177]

Muitas mulheres ressaltam, no instante do internamento de seu filho, a angústia de ou não poderem amamentar, tendo em vista a sustentação mecânica de seu bebê proporcionada pela medicina, ou não conseguirem sustentar seus bebês, seja por meio do leite, do contato físico, do colo ou das palavras.[178]

Permeadas muitas vezes pela culpa, sofrem uma ferida narcísica bastante proeminente. Nas palavras de Battikha[179]: "a mãe, que seria potencialmente capaz de dar sustentação para o seu bebê, com seu leite, com suas palavras, sente-se destituída de suas referências. Percebe-se uma recorrente ideia de fracasso, de culpabilidade e de incapacidade".

Soma-se a isso a frustração de algumas mães em não poderem segurar seu bebê no colo, aconchegá-lo, já algumas mostram uma dificuldade em acariciar o bebê prematuro quando são permitidas a fazê-lo. Muitas apresentam medo em tocá-los, pois são muito frágeis.

Esse medo de tocar e acariciar o bebê prematuro pode ser relacionado com a culpa pelo parto prematuro, ou seja, devido à ferida narcísica da mulher, em não poder levar sua gestação até o final, muitas passam a sentir medo de fazer mal ao bebê, duvidando de sua própria capacidade em cuidar de seu filho. Já há outras mulheres que temem ligar-se ainda mais afetivamente ao seu bebê e vir a perdê-lo, tendo em vista sua frágil situação de saúde.[180]

Após a irrupção do parto prematuro, há, portanto, o desdobramento de tempos bastante difíceis para essa mãe e sua família, uma vez que precisará enfrentar situações as quais, até então, não eram consideradas, como: a separação física que se coloca logo após o

---

[177] Ibidem.
[178] BATTIKHA, Ethel Cukierkorn. As palavras que alimentam a humanização: reflexões acerca da amamentação — uma experiência na UTIN. In: MELGAÇO, Rosely Gazire (org.). *A ética na atenção ao bebê*: psicanálise, saúde, educação. São Paulo: Casa do Psicólogo, 2006, p. 161-166.
[179] Ibidem, p. 164.
[180] MALDONADO, Maria Tereza. *Maternidade e Paternidade*: situações especiais e de crise na família. Petrópolis: Vozes, 1989.

nascimento, o enfrentamento diário da possibilidade de seu bebê ir a óbito, a necessidade de lidar com a fragilidade desse bebê que pouco responde aos chamados maternos, a dificuldade em reconhecê-lo como seu e filiá-lo imaginariamente. Há, ainda, a destituição constante do saber materno pela força do saber médico tão imprescindível.[181,182,183]

Cabe ressaltar que, entre tantos afetos, Salles[184] pontua a fantasia materna sobre o que ocorreu com a criança como sendo fruto de um erro da mãe. De tal forma, essa mãe poderá apresentar algumas condutas futuras com o bebê, tais como a superproteção, buscas intermináveis por tratamentos às vezes desnecessários e a eterna gestação da criança, quando os pais demoram muito tempo para deixar de ver o filho como prematuro.

Diante do exposto, percebe-se que a construção da maternidade para uma mulher cujo parto ocorreu de maneira abrupta e imprevista é permeada de características que em muito divergem de um parto a termo, uma vez que ela precisa se haver com a interrupção de sua gestação, a qual comporta em seu simbolismo não somente a gestação orgânica de seu bebê, mas também toda a preparação psíquica para que essa mulher possa exercer sua maternidade. Dessa forma, todo esse processo engendra, por parte da mulher, uma antecipação psíquica desse lugar em construção.

---

[181] GOMES, Ana Lúcia Henrique. Vínculo mãe-bebê pré-termo: as possibilidades de interlocução na situação de internação do bebê. *Estilos da Clínica*, v. 6, n. 10, p. 89-100, 2001. Disponível em: DOI: https://doi.org/10.11606/issn.1981-1624.v6i10p89-100. Acesso em: 21 abr. 2018.

[182] FERRARI, Andrea Gabriela; DONELLI, Tagma Marina Schneider. Tornar-se mãe e prematuridade: considerações sobre a constituição da maternidade no contexto do nascimento de um bebê com muito baixo peso. *Contextos Clínicos*, v. 3, n. 2, p. 106-112, dez. 2010. Disponível em: http://pepsic.bvsalud.org/scielo.php?script=sci_arttext&pid=S1983-34822010000200004. Acesso em: 15 fev. 2018.

[183] ZEN, Eloísa Troian; MOTTA, Sonia Pereira Pinto. Intervenções precoces com recém-nascidos de risco. In: WANDERLEY, Daniele de Brito (org.). *O cravo e a rosa*: a Psicanálise e a Pediatria — um diálogo possível? Salvador: Ágalma, 2008, p. 101-123.

[184] SALLES, Ana Cristina T. da Costa. A mãe e seu filho doente. *Epistemiossommática*: publicação do Departamento de Psicologia e Psicanálise do Hospital Mater Dei, Belo Horizonte, v. 2, 1992.

4.2 NASCIMENTO PREMATURO: O ENCONTRO COM O TRAUMA

As diversas situações difíceis que a mulher enfrenta quando há um nascimento prematuro podem ser entendidas como uma situação traumática e há que se considerar que, em uma circunstância de prematuridade, na qual a urgência da hospitalização protagoniza a história, o nascimento prematuro mostra-se violento em seus efeitos, principalmente para os pais e, em especial, para a mãe.[185]

Ela pode experimentar o momento do nascimento de seu filho como um evento brutal, imprevisto, traumático, que excede qualquer capacidade de elaboração; é uma intrusão do *Real*[186].

Nas palavras de Mathelin[187]:

> Uma decisão médica é tomada de urgência para salvar a vida da mãe e a do bebê. Ou então se trata ainda de um parto provocado brutalmente, sem que nenhuma prescrição possa controlá-lo, que perturba todos os projetos, todas as antecipações sonhadas pelos pais prevendo esse dia calmo e sereno que deveria ser a vinda de seu filho ao mundo. Este filho, nascido no pânico e no imprevisto, lhes é bruscamente arrancado pelos médicos.

Vive-se, dessa forma, no âmago do trauma, tudo se passa de forma muito rápida, sem que seja possível representar o que está acontecendo. A mãe é tomada por um sentimento de irrealidade. Trata-se de uma ocasião em que vida e morte se misturam. Nas palavras de Ansermet[188]: "a situação da reanimação neonatal é justamente a do pavor, com seu efeito de sideração".

---

[185] VANIER, Catherine. *Premature birth*: the baby, the doctor and the psychoanalyst. Tradução de L. Watson. Inglaterra: Bayard Editions, 2013.
[186] ANSERMET, François. *A clínica da origem*: a criança entre a medicina e a psicanálise. Rio de Janeiro: Ed. Contra Capa, 2003.
[187] MATHELIN, Catherine. *O sorriso da Gioconda*: clínica psicanalítica com bebês prematuros. Tradução de Procópio Abreu. Rio de Janeiro: Companhia de Freud, 1999, p. 65.
[188] ANSERMET, François, *op. cit.*, p. 49.

Para entendermos essa fase em que se encontra essa mãe enquanto há o internamento de seu bebê, faz-se necessário explanar a respeito de alguns importantes conceitos. Essa mulher, frente a esses acontecimentos inesperados, encontra-se em um instante de urgência generalizada, de ruptura da homeostase, de urgência subjetiva.

Vieira[189] define a urgência como a interrupção do tempo e do espaço, em que o tempo presente se eterniza, dando lugar ao vazio e ao surgimento de afetos como a angústia, o estresse e o pânico.

A urgência subjetiva define-se como a demanda de um sujeito em situação de crise, ou seja, uma situação de urgência psíquica promovida por algum acontecimento inesperado, uma ruptura, um sofrimento da ordem do insuportável, o qual transborda um excesso de angústia e extrapola as capacidades do sujeito de dar sentido a esse acontecimento, em que não há contorno pelas palavras.[190,191,192]

Moura[193] assim resume a urgência subjetiva:

> As situações de perda, seja de pessoas queridas (morte), da condição de "sadio" (doença), da condição de inteiro (cirurgia)..., se caracterizam na urgência por rupturas e descontinuidades que levam a pessoa a se perguntar: Quem sou eu agora? e ao mesmo tempo a se deparar com a quebra de certezas e ilusões que a sustentavam: Por quê? Na nossa prática sabemos com que frequência a perplexidade nestas situações vem acompanhada da pergunta: Por que comigo? Pergunta que revela a ilusão do "ao menos um" que não sofreria como o resto dos mortais. Estas situações com as quais se depara o psicanalista em

---

[189] VIEIRA, Marcus André. O trauma subjetivo. *Psico* (PUCRS), v. 39, n. 4, p. 509-513, out./dez. 2008. Disponível em: http://revistaseletronicas.pucrs.br/ojs/index.php/revistapsico/article/view/2045/3842. Acesso em: 25 jul. 2023.

[190] SOTELO, Ines. *Clínica de la urgencia*. Buenos Aires: Ed. JCE, 2007.

[191] SOTELO, Ines. Que hace un psicoanalista en la urgencia? *In*: SOTELO, Ines. *Perspectivas de la clínica de la urgencia*. Buenos Aires: Grama, 2014, p. 23-30.

[192] BELAGA, Guillermo. Presentación. *In*: BELAGA, Guillermo (org.). *La urgencia generalizada*: la práctica en el hospital. Buenos Aires: Grama, 2007, p. 9-30.

[193] MOURA, Marisa Decat de. Psicanálise e urgência subjetiva. *In*: MOURA, Marisa Decat de (org.). *Psicanálise e Hospital*. Rio de Janeiro: Revinter, 2000, p. 3-15, p. 8.

um hospital o confrontam com uma práxis atípica, a da urgência, quando o sujeito vai estar assujeitado às situações inesperadas e deste lugar pode fazer um chamado ao analista.

O sujeito encontra-se, então, em situação de crise, de algo da ordem do inesperado, e é compelido a resolver aquilo que saiu da programação, na busca de um discurso que obture, que faça sentido ao furo nesse discurso. Logo, a urgência subjetiva é a demanda de todo paciente que se encontra em crise, uma irrupção do que se pode chamar de trauma.[194]

Pode-se colocar a urgência subjetiva, dessa forma, ao lado da angústia e do trauma, visto que ela, da mesma forma que a angústia, refere-se pela irrupção do *Real* no *Simbólico*, e é disso que se trata uma situação traumática.[195]

Etimologicamente, a palavra trauma deriva do grego *traumatikós*, que significa ferida, ferir.[196] Dessa forma, aquilo que fere pode ser tomado como trauma, entretanto, do ponto de vista da psicanálise, o trauma seria qualquer afeto que provoque medo, angústia, vergonha ou dor psíquica, que se inscreve na dimensão da surpresa, do imprevisto e do inesperado, promovendo um abalo no aparelho psíquico.[197]

Freud conceituou a teoria do trauma, desde o início do seu trabalho, em que o trauma da sedução sexual pelo adulto ocupava um importante lugar na etiologia das neuroses. Essa teoria foi posteriormente substituída pelo conceito de fantasia de sedução e pela noção de realidade psíquica, uma vez que essa vivência do trauma na infância pode ser suposta ou apenas inferida, mudança dentro da

---

[194] BELAGA, Guillermo, *op. cit.*, 2007.
[195] LACAN, Jacques. *O Seminário. Livro 10: A angústia*. Rio de Janeiro: Jorge Zahar, 2005.
[196] PONTALIS, Jean Bertrand; LAPLANCHE, Jean. *Vocabulário da psicanálise*. São Paulo: Martins Fontes, 2001.
[197] FREUD, Sigmund. *Edição Standard Brasileira das Obras Psicológicas Completas de Sigmund Freud. Volume II: Estudos sobre a Histeria (1893-1899)*. Rio de Janeiro: Imago Editora, 2006.

visão psicanalítica que foi possível a partir da posterior conceituação do Complexo de Édipo.[198]

A partir de 1920, a concepção do trauma para a teoria freudiana apresenta uma proporção mais emblemática. Com o advento da Primeira Guerra Mundial e a constante chegada de soldados que apresentavam sintomas psíquicos decorrentes da guerra, como os sonhos com conteúdo das batalhas vivenciadas.

Ora, se o sonho é a realização de desejo recalcado, como se sonharia com algo que traz sofrimento? Freud passa, então, a direcionar seu olhar para os sintomas originários de traumas decorrentes de situações atuais, como a neurose traumática no pós-guerra, na qual havia uma fixação, por parte do paciente, no momento do incidente traumático, em que a compulsão à repetição não obedece às leis do princípio do prazer — redução do desprazer —, mas sim, para além do princípio do prazer, com a pulsão de morte.[199]

Diferentemente da concepção inicial psicanalítica, Freud definiu a neurose traumática sendo originária de um acontecimento externo intenso, cujo impacto emotivo provoca, pela carga contida, sintomas significativos como confusão mental, estupor e agitação motora[200]. Além disso, na neurose traumática, o indivíduo tem a sensação de que sua vida corre perigo, com sentimentos de excesso, congelamento de energia, bloqueio e paralisia.[201]

Dessa maneira, o trauma não surgiria apenas de conflitos internos, mas de eventos externos que, por alguma razão, colocam em xeque a teoria freudiana do princípio do prazer, em que há a irrupção de uma angústia que aponta um excesso sem a possibilidade, mesmo que provisoriamente, de simbolização.[202]

---

[198] FREUD, Sigmund. *Edição Standard Brasileira das Obras Psicológicas Completas de Sigmund Freud. Volume XV: Conferências introdutórias sobre a Psicanálise (1916-1917)*. Rio de Janeiro: Imago Editora, 2006.

[199] FREUD, Sigmund. *Edição Standard Brasileira das Obras Psicológicas Completas de Sigmund Freud. Volume XVIII: Além do princípio do prazer (1920)*. Rio de Janeiro: Imago Editora, 2006.

[200] Ibidem.

[201] UCHITEL, Myriam. *Neurose traumática*: uma revisão do conceito de trauma. São Paulo: Casa do Psicólogo, 2001.

[202] LAURENT, Eric. El revés del trauma. *Virtualia*, v. 6. p. 2-7, 2002. Disponível em: http://www.revistavirtualia.com/articulos/696/destacados/el-reves-del-trauma. Acesso em: 17 ago. 2018.

Por conseguinte, para o psicanalista, diferentemente do sintoma neurótico, no sintoma traumático impera o retorno e a revivência incessante da situação traumática — a compulsão à repetição. Ele considera, portanto, a situação traumática como pertencente à ordem do irrepresentável, visto que, por seu caráter violento, há um excesso de excitação psíquica o qual ultrapassa as barreiras de proteção do sujeito, bem como sua ligação com o psiquismo.[203,204]

Já Ferenczi[205], psicanalista que bastante se debruça sobre esse tema, define o trauma como uma "dor sem conteúdo de representação", cuja consequência é um enfraquecimento do sentimento de existência.

Dito de outra maneira, as marcas dos acontecimentos traumáticos, as quais dificilmente conseguem adquirir um sentido no psiquismo, produzem clivagens psíquicas. Nelas, o ego, como estratégia de sobrevivência frente ao trauma, fragmenta-se em diversas partes incomunicáveis, a fim de manter separados os conteúdos psíquicos que não conseguirão se relacionar a uma cadeia representacional, há uma desconexão afetiva, cujo objetivo último é atingir um certo apaziguamento existencial.[206]

Lacan, por sua vez, a partir dos conceitos freudianos, ao sublinhar que o verdadeiro núcleo traumático é a relação com a língua, destaca que o trauma se refere ao impacto que as palavras escutadas precipitam no corpo do ouvinte, sem que ele possa atribuir-lhe sentido.[207] Dessa maneira, o trauma carrega em si fenômenos que tocam o *Real*, o sem sentido, visto que, dentro do limite do sistema de linguagem, o trauma toca a borda do *Real*.[208]

---

[203] FREUD, Sigmund. *Edição Standard Brasileira das Obras Psicológicas Completas de Sigmund Freud. Volume XVIII: Além do princípio do prazer (1920)*. Rio de Janeiro: Imago Editora, 2006.

[204] FREUD, Sigmund. *Edição Standard Brasileira das Obras Psicológicas Completas de Sigmund Freud. Volume XX: Inibições, sintoma e ansiedade (1925-1926)*. Rio de Janeiro: Imago Editora, 2006.

[205] FERENCZI, Sándor. *Diário Clínico*. São Paulo: Martins Fontes, 1990, p. 64.

[206] FERENCZI, Sándor. Reflexões sobre o trauma. *In*: FERENCZI, Sándor. *Obras completas*. IV. São Paulo: Martins Fontes, 1992.

[207] MILLER, Jacques-Alain. *Lacan elucidado*. Rio de Janeiro: Zahar, 1997.

[208] LAURENT, Eric. O trauma ao avesso. *Papeis de psicanálise*, Belo Horizonte, v. 1, n. 1, 2004.

Para melhor compreensão do que se trata o trauma para Lacan, importa retomar a definição dos três registros psíquicos — RSI (*Real, Simbólico, Imaginário*), considerados como as categorias elementares do psiquismo.[209]

Destaca-se, portanto, que o *Real*, imprescindível para o entendimento do trauma, consiste naquilo que escapa à apreensão do *Simbólico*, é o não senso, o sem palavras que dão contorno ao vazio e que não cessa de tentar se inscrever na ordem simbólica.[210,211]

Junta-se a isso o *Simbólico*, que se refere à estrutura da linguagem universal para a existência humana, liga-se ao significante, e o *Imaginário* configura-se como a relação dual que um sujeito estabelece entre sua imagem e seu Eu.[212]

Em outras palavras, a linguagem é tecida por fios de *Simbólico* e de *Imaginário*, sendo o *Real* as hiâncias, os furos que se destacam na trama. É nesse contexto que se encontra o trauma, o qual destaca o reencontro com o desamparo e de um *Real* que se sobrepõe ao *Simbólico*[213]. Dessa feita, Laurent[214] conclui dizendo que tudo o que não é programável se torna trauma.

Em vista disso, o trauma corresponde a uma invasão do *Real* que se circunscreve para além da representação simbólica, o ponto impossível de ser absorvido no *Simbólico* e nomeado, é a angústia

---

[209] LACAN, Jacques. *R, s, i*. Escuela Freudiana de Buenos Aires. Buenos Aires: Biblioteca y Centro de Documentación, 1975.

[210] JORGE, Marco Antonio Coutinho. *Fundamentos da psicanálise de Freud a Lacan*: as bases conceituais. Rio de Janeiro: Zahar, 2000.

[211] CHAVES, Wilson Camilo. O estatuto do real em Lacan: os primeiros escritos ao seminário VII: a ética da psicanálise. *Paidéia*, v. 16. n. 34, p. 161-168, maio 2006. Disponível em: DOI: https://doi.org/10.1590/S0103-863X2006000200004. Acesso em: 14 ago. 2018

[212] STERNICK, Maria Viana de Castro. A Imagem do corpo em Lacan. *Reverso*, v. 32, n. 59, jun. 2010. Disponível em: http://pepsic.bvsalud.org/scielo.php?script=sci_arttext&pid=S0102-73952010000100004. Acesso em: 24 jun. 2018.

[213] CALDAS, Heloisa. Trauma e linguagem: acorda. *Opção Lacaniana Online*, v. 6, n. 16, p. 1-14, 2015. Disponível em: http://www.opcaolacaniana.com.br/pdf/numero_16/Trauma_e_linguagem_acorda.pdf. Acesso em: 25 maio 2018.

[214] LAURENT, Eric, *op. cit*.

traumática, é aquele acontecimento não programado que faz um buraco no interior do *Simbólico*[215].

Nas palavras de Soler[216]:

> É por isso que o trauma é referido a um real que assalta o sujeito, um real que não pode ser antecipado ou evitado. Um real que exclui o sujeito e não mantém relação nem com o inconsciente, nem com o desejo próprio a cada um; um real com que nos deparamos e em face do qual o sujeito, como se diz, não se aguenta; um real, enfim, que deixa sequelas, como tantas marcas que cremos serem inesquecíveis.

Ansermet[217] destaca ainda que, sendo o trauma o encontro com aquilo que escapa à simbolização, o sujeito mergulha, num primeiro tempo, na sideração, devido à hiância que se abriu entre o acontecimento e a capacidade de significação, da representação daquilo diante do qual ele se encontra. Trata-se, portanto, do desamparo, da castração, do irrompimento do *Real*, "a realidade reencontra o fantasma e surge o trauma"[218]. Por ser impensável, o trauma permanece sem fala.

Em termos lacanianos, pode-se considerar o trauma, dessa maneira, como uma experiência de encontro com a dimensão do *Real*, ou seja, não capturada pela linguagem. Diante disso, para que uma elaboração seja possível, torna-se imperativo que haja um espaço para simbolização.

Para tanto, a fim de bem compreender o momento psíquico em que se encontra a mãe do bebê prematuro, diante da situação traumática que lhe sobreveio e da urgência na qual se encontra, interessa considerar ainda a questão da temporalidade na psicanálise.

---

[215] *Ibidem*.
[216] SOLER, Colette. Discurso e Trauma. *In*: ALBERTI, Sonia; RIBEIRO, Maria Anita Carneiro (org.). *Retorno do Exílio*: o corpo entre a Psicanálise e a ciência. Rio de Janeiro: Contra Capa Livraria, 2004, p. 71.
[217] ANSERMET, François. O traumatismo anterior ao nascimento. *Opção Lacaniana Online*, v. 16, n. 6, p. 1-8, 2015. Disponível em: http://www.opcaolacaniana.com.br/pdf/numero_16/O_traumatismo_anterior_ao_nascimento.pdf. Acesso em: 15 jul. 2018.
[218] MATHELIN, Catherine. *O sorriso da Gioconda*: clínica psicanalítica com bebês prematuros. Tradução de Procópio Abreu. Rio de Janeiro: Companhia de Freud, 1999, p. 17.

Para Freud, um trauma não se define, em especial, apenas pelo evento traumático em si, mas sim pela representação e significação conferida pelo indivíduo em seu psiquismo, *a posteriori*. Dito de outro modo, o valor traumático de um evento é particular de cada sujeito, e pode ser localizado a partir da narrativa de cada um, da representação concedida por cada pessoa após o acontecimento.[219]

Dessa forma, o trauma engendra-se com a realidade psíquica de cada sujeito, a partir da interpretação realizada após o choque, uma vez que a rememoração de um evento traumático é capaz de modificações e de transfigurações do mesmo evento na construção da realidade psíquica. A lembrança é um efeito do *a posteriori* na teoria freudiana.[220]

Assim, ressalta-se a temporalidade do psiquismo para a elaboração do evento que causou o choque, uma vez que, considerando a atemporalidade do inconsciente, Freud destaca os efeitos desse acontecimento que ocorrerão, em sua maioria, em uma temporalidade psíquica inscrita em três tempos: o tempo do acontecimento, um tempo de latência e um tempo no qual o acontecimento traumático produzirá seus efeitos e sintomas, como tentativas de resolução de conflitos.[221]

Outrossim, Lacan[222], ao utilizar o conceito do tempo lógico, evidencia que a elaboração psíquica de um acontecimento segue a temporalidade lógica, ou seja, a significação ou ressignificação do evento traumático não obedece à ordem cronológica, sendo inserida na dimensão simbólica do tempo lógico, no qual o sujeito, por meio de divisões do tempo e de sua articulação, pode alcançar uma conclusão. Em sua releitura de Freud, Lacan destaca o termo *aprés-coup*, o "*a posteriori*" lacaniano.

---

[219] FREUD, Sigmund. *Edição Standard Brasileira das Obras Psicológicas Completas de Sigmund Freud. Volume II: Estudos sobre a Histeria (1893-1899)*. Rio de Janeiro: Imago Editora, 2006.

[220] FREUD, Sigmund. *Edição Standard Brasileira das Obras Psicológicas Completas de Sigmund Freud. Volume XIX: A Dissolução do Complexo de Édipo (1924)*. Rio de Janeiro: Imago Editora, 2006.

[221] Ibidem.

[222] LACAN, Jacques. O tempo lógico e a asserção da certeza antecipada. *In*: LACAN, Jacques. *Escritos*. Rio de Janeiro: Zahar, 1998.

Pontalis e Laplanche definem o *aprés-coup* como[223]: "experiências, impressões, traços mnêmicos que são ulteriormente remodelados em função de experiências novas, do acesso a outro grau de desenvolvimento. Pode então ser-lhes conferida, além de um novo sentido, uma eficácia psíquica".

Isso posto, a temporalidade lógica proposta por Lacan assinala as singularidades das escansões temporais necessárias a cada sujeito com o objetivo de deduzir de maneira lógica a verdade de sua posição subjetiva frente ao Outro, ou seja, frente ao acontecimento.[224]

Lacan estabelece, para tanto, três momentos do tempo lógico: o *instante de ver*, o *tempo de compreender* e o *momento de concluir*. O *instante de ver* caracteriza-se como o instante da constatação do que se pode ver, de fulguração, em que se torna impossível o raciocínio e/ou a subjetivação; o *tempo de compreender* é o tempo da formulação de hipóteses; e o *momento de concluir*, tempo de conclusão após um espaço para elaboração.[225]

A partir do exposto, acentua-se que a conjuntura do nascimento prematuro pode caracterizar-se por um momento traumático e a situação de desespero, de inesperado que entrecorta a mulher em sua gestação, "vivendo aquele nascimento como um traumatismo... o real, com todo o seu horror conduz o jogo"[226].

Nesse instante, a mulher depara-se com a irrupção do *Real*, com a inexistência de palavras que possam dar contorno à situação traumática que está vivenciando, um instante caracterizado pela angústia, de ruptura da cadeia significante, de urgência subjetiva.

---

[223] PONTALIS, Jean Bertrand; LAPLANCHE, Jean. *Vocabulário da psicanálise*. São Paulo: Martins Fontes, 2001, p. 33.

[224] BERTA, Sandra Letícia. *Escrever o trauma, de Freud a Lacan*. São Paulo: Annablume, 2015.

[225] MULLER GARCEZ, Marcia; HELENA PINTO COHEN, Ruth. Ponderacões sobre o tempo em psicanálise e suas relações com a atualidade. *Psicologia em Revista*, Belo Horizonte, v. 17, n. 3, p. 348-362, dez. 2011. Disponível em: http://pepsic.bvsalud.org/scielo.php?script=sci_arttext&pid=S1677-11682011000300002&lng=pt&nrm=iso. Acesso em: 25 jul. 2018.

[226] MATHELIN, Catherine. *O sorriso da Gioconda*: clínica psicanalítica com bebês prematuros. Tradução de Procópio Abreu. Rio de Janeiro: Companhia de Freud, 1999, p. 67.

Nas palavras de Ansermet[227]:

> No teatro da reanimação neonatal, a história tem dificuldade de existir. A todo o momento a morte ameaça interrompê-la. Ou a possibilidade de uma deficiência a congela. Resta apenas o real, inassimilável simbolicamente. O que acontece em neonatologia faz parte da clínica do real: tanto para os pais como para os que nela trabalham, um encontro com o real se produzirá e poderá se revelar maciçamente traumático.

Nesses momentos de urgência do parto e da interrupção da gestação, do desamparo, da ausência de tempo, da pressa, da iminência da morte, pode-se dizer que a mulher se encontra congelada na angústia e no trauma do *instante de ver*, postulado por Lacan, podendo haver um curto-circuito entre o ver/compreender/concluir.[228] Com a fusão entre o *instante de ver* e o *tempo de compreender*, e o *momento de concluir* fica em segundo plano.[229]

Destaca-se, assim, o *instante de ver*, visto que ele reúne o choque do encontro com uma contingência que excede as coordenadas simbólicas e imaginárias do sujeito. Nas palavras de Berta[230]: "momento de impacto que força as bordas da janela fantasmática — do enquadre da realidade psíquica". Esse instante marca as situações de pavor, de trauma, e promove a urgência subjetiva. Nesses momentos, pode haver uma anulação do *instante de ver* e do *momento de compreender* da mãe do bebê prematuro.[231,232]

---

[227] ANSERMET, François. *A clínica da origem*: a criança entre a medicina e a psicanálise. Rio de Janeiro: Ed. Contra Capa, 2003, p. 49.

[228] BERTA, Sandra Letícia. *Escrever o trauma, de Freud a Lacan*. São Paulo: Annablume, 2015.

[229] VIEIRA, Marcus André. O trauma subjetivo. *Psico* (PUCRS), v. 39, n. 4, p. 509-513, out./dez. 2008. Disponível em: http://revistaseletronicas.pucrs.br/ojs/index.php/revistapsico/article/view/2045/3842. Acesso em: 25 jul. 2023.

[230] BERTA, Sandra Letícia. Localização da urgência subjetiva em psicanálise. *A Peste*: Revista de Psicanálise e Sociedade e Filosofia, n. 7, v. 1, jan.-jun. 2015 Disponível em: https://revistas.pucsp.br/index.php/apeste/article/view/30462/21073. Acesso em: 25 nov. 2018, p. 103.

[231] SOTELO, Ines. *Clínica de la urgencia*. Buenos Aires: Ed. JCE, 2007.

[232] ANSERMET, François, *op. cit.*

Portanto, o traumatismo do encontro com o imprevisível do parto prematuro, com o *Real* de difícil simbolização pela mulher, a coloca, em alguns casos, no congelamento do *instante de ver*, necessitando de maior esforço para elaboração do que lhe aconteceu.

Na tentativa de recobrir e contornar o *Real* assustador que se mostra, é comum o apego à religião. Freud[233] discorre a respeito das ideias religiosas, elaboradas pela humanidade a serviço de circunscrever as situações em que o desamparo se fez presente, em que o homem possui pouco ou nenhum controle, como os fenômenos da natureza, as doenças e a finitude da vida.

Essas questões o colocam frente à sua castração e revelam feridas em seu narcisismo, uma vez que sua ideia de onipotência é colocada em xeque. No tocante à vida e à morte, o apego à fé e a seres sobrenaturais que teriam uma explicação para os acontecimentos dolorosos, para aqueles que a ciência tem pouca ou nenhuma explicação, bem como a cura para os males, é uma tentativa de restaurar o narcisismo ferido.[234]

Nessa esteira, Klüber-Ross[235] pontua que, diante da possibilidade da morte de um ente querido, percebe-se que o apelo da religião, por parte da família, é algo muito recorrente, a fim de encontrar forças e esperanças para a sobrevivência do doente.

Isso posto, é bastante comum o apoio que essas mulheres cujos bebês nasceram antes do previsto encontram na religião, trazendo muitas vezes discursos religiosos que auxiliam no contorno e no encobrimento desse *Real* assustador e sem explicação. A religião tem, nesses casos, a função de amparo a ela, de garantia da sobrevivência e recuperação do bebê, é a busca de explicações para o parto prematuro do filho.[236]

---

[233] FREUD, Sigmund. *Edição Standard Brasileira das Obras Psicológicas Completas de Sigmund Freud. Volume XXI: O futuro de uma ilusão (1927)*. Rio de Janeiro: Imago Editora, 2006.

[234] CINTRA, Elisa Maria Ulhôa. A questão da crença versus a questão da fé: articulações com a Verleugnung freudiana. *Psicologia em Revista*, v. 10, n. 15, p. 43-56, 2004. Disponível em: http://ibict.pucminas.br/index. php/psicologiaemrevista/article/view/195/206. Acesso em: 20 fev. 2019.

[235] KLÜBER-ROSS, Elisabeth. *Sobre a morte e o morrer*. São Paulo: Editora WMF Martins Fontes, 2018.

[236] VÉRAS, Renata Meira; VIEIRA, Juna Maria Fernandes; MORAIS, Fátima Raquel Rosado. A maternidade prematura: o suporte emocional através da fé e religiosidade. *Psicologia em Estudo*, v. 15, n. 2, p. 325-332, jun. 2010. Disponível em: https://www.scielo.br/j/pe/a/bqHmzXwkQJYRjR6KRyTpQQd/#. Acesso em: 23 jan. 2018.

À vista disso, do encontro com o trauma, que provoca a clivagem egoica nessa mãe, em que há conteúdos os quais estão impossibilitados de representação na cadeia significante e o trabalho da associação livre encontra-se obliterado, importa salientar a necessidade da oferta de uma escuta que a auxilie na elaboração desse acontecimento, em busca da inscrição daquilo que ainda não foi capaz de encontrar registro no psiquismo.

Dessa maneira, possibilita-se uma tentativa de significação desse acontecimento, considerando a temporalidade do inconsciente — o *a posteriori* freudiano, e o *après-coup* lacaniano, em que o sentido para algo só se dá de maneira retroativa —, para que o *Real* que a assalta possa, aos poucos, obter um sentido, minimamente, encoberto pelo *Simbólico*, e ela possa criar novas possibilidades subjetivas, com a intenção de que o trauma se inscreva como um trauma psíquico de outra ordem.

4.3 O ENCONTRO COM O BEBÊ DA REALIDADE

O nascimento prematuro, de forma semelhante a todo nascimento, comporta diversos graus de angústia e situações que exigem um remanejamento psíquico por parte dos pais, em especial.

Esse momento é permeado por uma tempestade psíquica, na qual a realidade se junta à fantasia, ou seja, há o encontro desencontrado entre o bebê que estava sendo imaginariamente gestado com aquele que se apresenta a eles no instante do nascimento. E esse bebê não corresponde, quase em sua totalidade, ao bebê sonhado, principalmente nos casos dos nascimentos muito prematuros, uma vez que havia ainda todo um tempo necessário à formação orgânica do bebê no ventre materno.[237] Logo, trata-se de um encontro bastante doloroso e difícil para a mulher.[238]

---

[237] DRUON, Catherine. Ajuda ao bebê e aos seus pais em terapia intensiva neonatal. *In*: WANDERLEY, Daniele de Brito (org.). *Agora eu era o rei*: os entraves da prematuridade. Salvador: Ágalma, 1999, p. 35-54.
[238] BRAZELTON, Terry B.; CRAMER, Bertrand G. *As primeiras relações*. São Paulo: Martins Fontes, 1992.

Em um nascimento a termo, ainda que exista uma fase de grande fragilidade narcísica, há movimentos realizados pela família em torno da criança e da mãe que se abrem à vida. Na maioria das vezes, celebra-se o advento da vida, a vitória sobre a morte.

Ao contrário de toda essa celebração, no nascimento prematuro, as críticas latentes estão presentes, amigos e familiares calam-se devido à angústia promovida pela dúvida em relação à sobrevivência ou às consequências orgânicas do bebê, não há presentes para celebrar a chegada de seu filho.

Os pais são confrontados com o trabalho psíquico de aceitar o bebê real que substitui a criança imaginária de outrora. A mãe sofre uma profunda ferida narcísica e sofre, culpabilizando-se imaginariamente por seu suposto fracasso, seja ele expresso ou não.[239,240,241]

Nesse ínterim, a mãe sente-se impedida de investir libidinalmente em seu filho, uma vez que a interrupção da gestação dificultou a construção imaginária do bebê. Diante disso, muitas vezes, essas mulheres sentem dificuldade em detalhar com profundidade o filho imaginário, acham difícil falar de seus filhos que estão na incubadora cobertos por aparelhos, bem como, a duras penas, conseguem acreditar que aquele bebê existe e nasceu.

Faltou o tempo necessário para o investimento psíquico e libidinal na gravidez e na chegada do bebê. A lesão narcísica da mãe é devastadora e ela se percebe incrivelmente impotente frente ao seu filho.[242]

Vanier[243] concorda sobre isso quando diz que:

---

[239] DRUON, Catherine, *op. cit.*

[240] SUASSUNA, Ana Maria Vilar. Diagnóstico precoce dos transtornos psíquicos: a influência do diagnóstico pré-natal na formação de possíveis psicopatologias do laço pais-bebê. *In*: BARBOSA, Denise Carvalho; PARLATO-OLIVEIRA, Erika (org.). *Psicanálise e clínica com bebês*: sintoma, tratamento e interdisciplina na primeira infância. São Paulo: Instituto Langage, 2010, p. 139-151.

[241] VANIER, Catherine. The relationship between the parentes and the premature baby. *International Forum of Psychoanalysis*, v. 26, n. 1, p. 29-32, abr. 2016. Disponível em: DOI: https://doi.org/10.1080/0803706X.2016.1186837. Acesso em: 17 jul. 2018.

[242] BRAZELTON, Terry B.; CRAMER, Bertrand G., *op. cit.*

[243] VANIER, Catherine, *op. cit.*, p. 2.

> Para a mãe, um nascimento prematuro geralmente suspende sua capacidade de investir no bebê libidinalmente. A lesão narcísica é terrível. A "Sua Majestade o Bebê" de Freud, o bebê em cujo nascimento renasce o próprio narcisismo dos pais, certamente não parece nada como um bebê prematuro. (tradução nossa).

No contexto da prematuridade, o bebê que se apresenta à mulher é uma criança extremamente pequena, magra, pálida, frágil e imatura. É um cenário que a lança em direção ao intenso conflito da não concretização do filho idealizado e sonhado, de maneira mais impactante do que ocorre com o nascimento de um bebê a termo, visto que não há bebê que consiga saturar o ideal materno.

A fragilidade e a condição do bebê muito prematuro e que necessita de intensos cuidados promove, muitas vezes, uma sensação de fracasso por parte da mãe; ao invés daquele triunfo produzido por um nascimento a termo. Isso pode dificultar que o seu olhar se desloque do meramente orgânico do bebê para um olhar narcísico.[244]

A situação materna decorrente do parto antecipado impossibilita que a mãe promova a indispensável falicização da criança, processo no qual a mãe coloca o bebê no lugar de ideal e, a partir disso, aposta e vê o que não se mostra na realidade, uma vez que seu bebê se mostra decepcionante, e ela está decepcionada consigo mesma, por não conseguir levar sua gestação até o final e gerar um filho saudável.[245]

Do mesmo modo, o luto do filho imaginário torna-se ainda mais difícil e, em muitos momentos, até mesmo impossível; uma vez que o berço psíquico ainda estava em construção. Como fazer o luto de algo que ainda estava se construindo e com um bebê que se apresenta extremamente diferente do imaginado? Por consequên-

---

[244] BRAZELTON, Terry B.; CRAMER, Bertrand G. *A relação mais precoce*: os pais, os bebês e a interação precoce. Portugal: Terramar, 1989.

[245] FREUD, Sigmund. *Edição Standard Brasileira das Obras Psicológicas Completas de Sigmund Freud. Volume XIV: Sobre o narcisismo: uma introdução (1914)*. Rio de Janeiro: Imago Editora, 2006.

cia, esse quadro pode dificultar o estabelecimento do vínculo entre mãe e filho.[246]

Soulé[247] pontua que a mãe de um bebê pré-termo, em virtude desses acontecimentos, pode apresentar dificuldade em perceber a gravidade da situação, assim como investir em seu filho tal qual se apresenta na realidade. Isso acontece por permanecer presa ao bebê imaginário ainda em construção; fala sobre o bebê que se mostra na realidade da UTI como se ele correspondesse, em quase sua totalidade, ao bebê que estava sendo sonhado.

Portanto, nos casos de internamento do recém-nascido, a aproximação desse bebê real com o bebê imaginário necessitará de um tempo maior de elaboração, tempo esse que pode se estender para além do período de estada hospitalar.[248]

Outro fator, destacado por Debray[249], que pode colocar um entrave no estabelecimento do vínculo entre mãe e o bebê é a dupla separação que ocorre entre ambos, uma física, no momento do parto, e outra quando o bebê não vai para os braços maternos nem para casa, ficando em uma incubadora na unidade de reanimação neonatal.

Essas limitações colocadas para a mãe, no tocante ao contato com seu bebê, podem dificultar o exercício da função materna e das operações que a caracterizam e proporcionam a constituição subjetiva do bebê, ou seja, a passagem do *infans* — aquele ainda não atravessado pela linguagem — ao *falasser* — sujeito de desejo.

Tais operações são[250]:

---

[246] MATHELIN, Catherine. *O sorriso da Gioconda*: clínica psicanalítica com bebês prematuros. Tradução de Procópio Abreu. Rio de Janeiro: Companhia de Freud, 1999.

[247] SOULÉ, Michel. O filho da cabeça, o filho imaginário. In: BRAZELTON, Terry B. *et al. A dinâmica do bebê*. Porto Alegre: Artes Médicas, 1987, p. 132-170.

[248] ZORNIG, Silvia. Abu-Jamra.; MORSCH, Denise. Streit.; BRAGA, Nina. Almeida. Os tempos da prematuridade. *Revista Latinoamericana de Psicopatologia Fundamental*, v. 7, n. 4, p. 135-143, out.-dez. 2004. Disponível em: DOI: https://doi.org/10.1590/1415-47142004004009. Acesso em: 24 maio 2018.

[249] DEBRAY, Rosine. *Mães em revolta*. Porto Alegre: Artes Médicas, 1988.

[250] JERUSALINSKY, Julieta. *Enquanto o futuro não vem*: a psicanálise na clínica interdisciplinar com bebês. Salvador: Ágalma, 2002.

- *Suposição de Sujeito*: trata-se da leitura, por parte da mãe, de diversas reações involuntárias como sendo produções de um sujeito de desejo;

- *Estabelecimento da Demanda*: caracterizado pela interpretação que o agente materno realiza das ações do bebê como se fossem a ela dirigidas;

- *Alternância Presença-Ausência*: a qual implica que a mãe não se mostre sempre presente nos cuidados com o filho nem sempre ausente, há que se ter uma alternância de ambos os aspectos;

- *Alteridade*: quando há a manifestação da lei.

Importa salientar que, nos primeiros meses de vida de um bebê, as primeiras operações mostram-se mais presentes.

Tais restrições entre a díade mãe-bebê podem obstaculizar ainda que a mãe desenvolva um estado psicológico próprio da maternidade, a preocupação materna primária. Esse termo é tecido por Winnicott[251] e indica um estado psicológico de preocupação peculiar da mulher, no qual ela se retrai de seu entorno, focalizando sua atenção para seu bebê, ficando atenta às produções orgânicas e biológicas de seu filho.

Além disso há uma regressão psíquica própria do *baby blues*, para que essa mulher possa se identificar ao desamparo e às necessidades do bebê e, dessa forma, possa supri-las da melhor maneira que conseguir.

Esse estágio tem seu início ainda durante a gestação, acentua-se ao final dela e perdura por meses após o parto. Na preocupação materna primária, a sensibilidade da mulher em relação ao seu bebê aumenta e proporciona que ela consiga colocar-se no lugar da criança, identificando-se a ela, para poder compreender suas necessidades,

---

[251] WINNICOTT, Donald Wood. A preocupação materna primária. *In*: WINNICOTT, Donald Wood. *Da pediatria à psicanálise*: obras escolhidas. Tradução de D. Bogomoletz. Rio de Janeiro: Imago, 2000, p. 399-405.

e aos poucos tece uma articulação simbólica entre cada uma dessas manifestações, promovendo, assim, marcas no psiquismo do bebê, inserindo-o no *Simbólico*[252].

A disponibilidade da mãe ao seu filho, viabilizada pela preocupação materna primária, proporciona à mãe o poder de significar as produções de seu bebê e realizar o que é adequado a ele naquele momento.

> É por isso que o mero choro reflexo do recém-nascido adquire para uma mãe situada desde sua "preocupação materna primária" o estatuto de um chamado. Nesta leitura, que transcende o puro cuidado do orgânico, ela põe em ato o texto simbólico que dá significação à vida do bebê. É a partir de tal tecido simbólico que se estabelece para o recém-nascido a possibilidade de vir a reconhecer-se.[253]

Entretanto, há uma diferença quanto à "preocupação materna primária", quando há o nascimento de um bebê a termo e nenhuma intercorrência, e quando há uma situação de risco em UTI neonatal, visto que, tomada pela urgência, pela distância física de seu filho e banhada pelo saber médico, a mãe não consegue, na maior parte do tempo, ler as necessidades e demandas de seu bebê, muitas vezes por ela não reconhecidas.

Isso geralmente ocorre porque a função materna somente consegue operar sob determinadas condições, as quais se mostram afetadas na situação de internamento do recém-nascido com risco de morte.[254]

---

[252] JERUSALINSKY, Julieta. Do neonato ao bebê: a estimulação precoce vai à UTI neonatal. *Estilos da Clínica*, v. 5, n. 8, p. 49-63, 2000. Disponível em: DOI: https://doi.org/10.11606/issn.1981-1624.v5i8p49-63. Acesso em: 18 dez. 2017.

[253] *Ibidem*, p. 55.

[254] JERUSALINSKY, Julieta. Do neonato ao bebê: a estimulação precoce vai à UTI neonatal. *Estilos da Clínica*, v. 5, n. 8, p. 49-63, 2000. Disponível em: DOI: https://doi.org/10.11606/issn.1981-1624.v5i8p49-63. Acesso em: 18 dez. 2017.

Nesses casos, Szejer[255] afirma que a preocupação materna primária é extremamente forte, entretanto, esse sentimento cai em um vazio, em virtude da impossibilidade dessa mãe de propiciar todos os cuidados que desejava ao seu bebê.

Já Gomes[256] destaca que o processo de aproximação entre a mãe e o bebê pré-termo diferencia-se da preocupação materna primária, visto que, nos primeiros dias de vida do bebê prematuro, ocorre a impossibilidade de a mãe conseguir atingir esse estágio, em virtude da complexidade do nascimento dessa criança, bem como das angústias despertadas na mulher durante esse processo.

Para a autora, a mãe precisa recuperar-se primeiramente dessa experiência, para então conseguir voltar-se, gradativamente, para seu filho e desenvolver a preocupação materna primária. Logo, isso será possível quando ela conseguir suportar a situação vivenciada e oferecer alguma continência para o bebê.

A mãe do bebê prematuro fica, portanto, deslocada de seu saber, desautoriza-se do exercício de sua função, não conseguindo também apaziguar a criança que está em sofrimento e recoberta por fios que impossibilitam, muitas vezes, o contato com seu bebê.

Sente-se, dessa maneira, impossibilitada de ler as produções de seu filho, de simbolizá-las, pode vivenciar, inclusive, uma dificuldade em sentir-se mãe de seu bebê, como se houvesse uma barreira simbólica colocada pela situação de internamento, que interdita a simbiose mãe-bebê.[257]

Ele está nas mãos de outras pessoas, do saber médico, e a mãe não pode envolver-se completamente com seu bebê. Nesses momentos, é comum que a mãe esteja em uma preocupação "médi-

---

[255] SZEJER, Myrian. Nasce-se pelo menos duas vezes. *In*: SZEJER, Myrian. *Palavras para nascer*: a escuta psicanalítica na maternidade. São Paulo: Casa do Psicólogo, 1999, p. 53-127.

[256] GOMES, Ana Lúcia Henrique. Vínculo mãe-bebê pré-termo: as possibilidades de interlocução na situação de internação do bebê. *Estilos da Clínica*, v. 6, n. 10, p. 89-100, 2001. Disponível em: DOI: https://doi.org/10.11606/issn.1981-1624.v6i10p89-100. Acesso em: 21 abr. 2018.

[257] AGMAN, M.; DRUON, Catherine; FRICHET, Anne. Intervenções psicológicas em neonatologia. *In*: WANDERLEY, Daniele de Brito (org.). *Agora eu era o rei*: os entraves da prematuridade. Salvador: Ágalma, 1999, p. 17-34.

co"-primária, e não preocupação materno-primária, ocupando uma função mais médica do que maternal.[258]

É comum ver, nas unidades neonatais, mães que examinam os monitores que mostram os valores e marcações a respeito do bebê, leem o prontuário de seu filho, conversam entre si utilizando os códigos médicos que aprendem durante a estada na UTI. Elas se dirigem a variáveis que são de maior importância para elas e seus bebês.[259]

Esse estado peculiar da mãe pode dar a ideia de uma inversão de prioridades, visto que, em uma análise superficial, as mães estariam mais preocupadas em imiscuir-se nas atitudes e decisões médicas em detrimento de ocupar-se de seu lugar enquanto mãe e de sua função.

Entretanto, esse novo estado ocupado pela mulher, preocupação médico-primária, é apenas uma maneira encontrada por ela de envolver-se com seu filho. Em outras palavras, impedida de realizar a função materna em sua totalidade, essa mãe encontra uma outra maneira de relacionar-se com seu filho, estabelece assim uma outra via para aproximar-se de seu bebê.[260]

Logo, a preocupação médico-primária surge no ambiente de reanimação neonatal a fim de contornar os obstáculos existentes ao seu lugar de mãe. Trata-se de um mecanismo de transição em que ela tenta resgatar a competência que lhe foi retirada pelo nascimento prematuro, uma forma de abrir caminhos para a interação com seu bebê.[261]

Esse estado peculiar da mulher nesse momento pode causar um desconforto na equipe de saúde, por sentirem-se, muitas vezes, incomodados com as intromissões da mãe no trabalho médico. Ela

---

[258] MORSCH, Denise Streit; BRAGA, Maria Cristina de Almeida. À procura de um encontro perdido: o papel da "preocupação médico-primária" em UTI neonatal. *Revista Latinoamericana de Psicopatologia Fundamental*, v. 10, n. 4, p. 624-636, dez. 2007. Disponível em: DOI: https://doi.org/10.1590/S1415-47142007000400005. Acesso em: 6 mar. 2019.

[259] *Ibidem*.

[260] MATHELIN, Catherine. Da pulsão de morte ao desejo de vida, ou as vicissitudes de uma terapia intensiva. *In*: WANDERLEY, Daniele de Brito (org.). *Agora eu era o rei*: os entraves da prematuridade. Salvador: Ágalma, 1997, p. 61-79.

[261] MORSCH, Denise Streit; BRAGA, Maria Cristina de Almeida, *op. cit.*

pode rivalizar com a equipe médica, por sentir imaginariamente que o serviço está lá a fim de cuidar de seu bebê, para finalizar o trabalho que ela não pôde concluir. Desse modo, a relação entre as mães e os profissionais é permeada por uma constante ambivalência.[262]

Portanto, o encontro com o bebê muito prematuro mostra-se, na maioria das vezes, bastante difícil e conflituoso para a mulher, em virtude da interrupção de todo o trabalho psíquico para a construção do bebê imaginário, de fundamental importância ao encontro com o bebê real.

Bebê cujo lugar no psiquismo materno ainda estava em construção e que em nada se parece com o que estava sendo, gradualmente, imaginado. Esse encontro engendra o exercício de uma preocupação materno-primária um pouco diferente, permeada pelo saber médico, a qual funciona, por fim, como uma etapa da construção do que vem a ser a mãe de um bebê prematuro.

---

[262] AGMAN, M.; DRUON, Catherine; FRICHET, Anne. Intervenções psicológicas em neonatologia. *In*: WANDERLEY, Daniele de Brito (org.). *Agora eu era o rei*: os entraves da prematuridade. Salvador: Ágalma, 1999, p. 17-34.

5

DESENHO DA PESQUISA

Para a realização de uma pesquisa, há diversos métodos disponíveis. Para esta pesquisa, cujo objetivo é se aproximar e investigar os sentimentos e as vivências das mães de bebês muito prematuros e prematuros extremos hospitalizados, escolheu-se o método qualitativo, com o enfoque clínico-qualitativo.

Para Minayo[263], a pesquisa qualitativa busca o entendimento de processos e fenômenos que não podem ser reduzidos e operacionalizados em variáveis quantitativas, como, por exemplo, os significados, motivos, crenças, valores, entre outros aspectos.

Dessa forma, Minayo[264] destaca que essa metodologia visa compreender o significado e a intencionalidade presentes nos atos, nas relações humanas, sendo o estudo realizado no *setting* natural dos fenômenos, a fim de buscar maior fidedignidade na apreensão da significação que determinado fenômeno em estudo ganha para quem o vivencia.

A pesquisa qualitativa é, portanto, uma compreensão particular do fenômeno em estudo, cujo foco é trazer maior profundidade no entendimento do sentido desse fato, em que, ao abandonar a generalização, a atenção do pesquisador volta-se para o particular, para a individualização, para a compreensão, e não para a explicação do objeto em estudo.[265]

---

[263] MINAYO, Maria Cecília de Souza. *O desafio do conhecimento*: pesquisa qualitativa em saúde. São Paulo: Hucitec-Abrasco, 1999.

[264] MINAYO, Maria Cecília de Souza. *Pesquisa social*: teoria, método e criatividade. Petrópolis: Editora Vozes, 2002.

[265] CALIL, Regina Célia Ciriano; ARRUDA, Sérgio Luiz Saboia. Discussão da pesquisa qualitativa com ênfase no método clínico. *In*: GRUBITS, Sonia; NORIEGA, José Ángel Vera (org.). *Método qualitativo*: epistemologia, complementaridades e campos de aplicação. Cap. VII. São Paulo: Vetor, 2004, p. 173-213.

Já o método clínico, bastante utilizado nas ciências humanas e médicas, caracteriza-se pela realização de uma investigação do fenômeno humano a partir da compreensão simbólica daquilo que se estuda por meio de uma atitude clínica.[266]

O termo clínico deriva do latim *clinicus*, que significa "pessoa acamada", e do grego *klinikos*, o qual se relaciona ao termo "cama" ou "leito".[267] Dessa maneira, para o autor, a atitude clínica refere-se ao modo natural do pesquisador de colocar-se frente a uma pessoa que necessita de auxílio a fim de, ao menos, compartilhar com ela seu sofrimento, com o consequente efeito terapêutico. Assim, "a atitude clínica [...] significa que olhos e ouvidos qualificados se aproximam para compreender existencialmente os sofrimentos que acometem o outro"[268].

Considerando, então, as particularidades da pesquisa qualitativa e do método clínico, Turato[269] propõe a metodologia clínico-qualitativa, cujo foco são os múltiplos fenômenos presentes no campo saúde-doença. Esse método é um aprimoramento dos métodos qualitativos das ciências humanas, voltado exclusivamente para o *setting* e para as vivências em saúde, por meio de um olhar clínico, utilizando-se de um enfoque psicodinâmico.

Nas palavras de Turato[270]:

> Este método científico de investigação, sendo uma particularização e um refinamento dos métodos qualitativos genéricos das ciências humanas, e pondo-se como recurso na área da psicologia da saúde, busca dar interpretações a sentidos e a significações trazidas por tais indivíduos sobre múltiplos fenômenos pertinentes ao campo do binômio saúde-doença [...].

Trata-se, por conseguinte, de um método que busca alinhar as concepções metodológicas do método qualitativo e os conheci-

---

[266] *Ibidem*.
[267] TURATO, Egberto Ribeiro. *Tratado da metodologia da pesquisa clínico qualitativa*: construção teórico-epistemológica, discussão comparada e aplicação nas áreas da saúde e humanas. Petrópolis: Vozes, 2003.
[268] *Ibidem*, p. 239.
[269] *Ibidem*.
[270] *Ibidem*, p. 242.

mentos e atitudes clínico-psicológicas. Para tanto, três são os pilares elencados pelo autor que sustentam o método clínico-qualitativo: a atitude existencialista, com a valorização das angústias e ansiedades dos sujeitos; a atitude clínica, que acolhe as vivências emocionais dos sujeitos por meio da escuta; e a atitude psicanalítica, com a utilização das concepções advindas do estudo da psicanálise.[271]

Diante disso, pode-se aferir que o método clínico-qualitativo busca, em sua essência, apresentar e interpretar os sentidos e significados conferidos aos fenômenos relacionados à vida de um indivíduo que se encontra em um *setting* relacionado aos cuidados com a saúde.[272]

As participantes da pesquisa foram nove mulheres cujos bebês nasceram com idade gestacional abaixo de 32 semanas de gestação, os quais ainda se encontravam hospitalizados, e que foram convidadas a participar da pesquisa, respondendo a uma entrevista semidirigida conduzida por mim, durante o período de permanência com o bebê na Unidade Neonatal (UN) de um hospital-escola de uma universidade pública.

As entrevistas só tiveram início após a explicação dos termos da pesquisa e o aceite da participante. É importante ressaltar que toda a pesquisa foi aprovada por todos os órgãos responsáveis e pelo Comitê de Ética em Pesquisa com Seres Humanos.

Como a pesquisa clínico-qualitativa configura-se em uma investigação realizada no *setting* natural, onde se encontra o fenômeno estudado, faz-se necessário destacar dois importantes processos a que o pesquisador deve atentar para compreender melhor o campo em que se dará a coleta de dados de sua pesquisa, a ambientação e a aculturação.

A ambientação caracteriza-se como uma adaptação do pesquisador às rotinas do local estudado, coleta de informações sobre o

---

[271] Ibidem.
[272] TURATO, Egberto Ribeiro. Introdução à metodologia da pesquisa clínico-qualitativa: definição e principais características. *Revista Portuguesa de Psicossomática*, v. 2, n. 1, p. 93-108, jan.-jun. 2000. Disponível em: http://www.redalyc.org/articulo.oa?id=28720111. Acesso em: 9 set. 2017.

cotidiano das pessoas presentes dentro da instituição, sejam funcionários ou pacientes. A aculturação, por sua vez, pressupõe um contato com as questões psíquicas, os costumes, a linguagem utilizada pela população estudada.[273]

Considerando a importância de ambos os aspectos, realizei inicialmente visitas periódicas aos setores da UN para conhecer a dinâmica da rotina, as equipes de saúde presentes, as mães e os bebês, e também para que todos no setor pudessem me conhecer e se familiarizar com minha presença. Essas visitas foram acompanhadas pela psicóloga do hospital, responsável pelos setores.

Como para a aculturação é importante a aplicação de entrevistas de curso livre com pessoas representantes da comunidade dos participantes, para afinar o instrumento que será utilizado na pesquisa, nesse caso, a entrevista semidirigida, realizei algumas entrevistas de aculturação para prosseguimento da pesquisa.

A totalidade das entrevistas foi realizada dentro das dependências da UN. Para tanto, a psicóloga responsável pela UN realizava os primeiros contatos com a equipe de saúde, a fim de selecionar as possíveis participantes.

Todas as mulheres que foram convidadas a participar da pesquisa prontamente se disponibilizaram. Em todas as entrevistas, foi estabelecida uma relação de empatia e confiança entre mim e as mães. O tempo total para a coleta dos dados foi de três meses.

As transcrições das entrevistas para análise do material foram realizadas integralmente por mim, em média uma semana após a coleta de cada entrevista. Esse momento foi de grande valia, visto que foi possível reviver o instante da entrevista, bem como iniciar uma pré-análise do material coletado.

---

[273] TURATO, Egberto Ribeiro. *Tratado da metodologia da pesquisa clínico qualitativa*: construção teórico--epistemológica, discussão comparada e aplicação nas áreas da saúde e humanas. Petrópolis: Vozes, 2003.

5.1 O TRATAMENTO DOS DADOS

A fase da análise dos dados coletados em uma pesquisa é de importância ímpar, posto que tem três objetivos: formular uma compreensão dos dados coletados, responder ou não aos pressupostos da pesquisa e estender o conhecimento científico sobre o tema pesquisado, vinculando-o ao contexto cultural do qual faz parte.[274]

A técnica utilizada para a lapidação dos achados foi a Análise Qualitativa de Conteúdo, que consiste em um conjunto de técnicas de análise das comunicações, com o objetivo de apreensão dos sentidos de um documento e de descrição dos conteúdos das mensagens.[275,276]

Segundo Bardin[277], a análise de conteúdo é

> Um conjunto de técnicas de análise das comunicações visando obter por procedimentos sistemáticos e objetivos de descrição do conteúdo das mensagens indicadores (quantitativos ou não) que permitam a inferência de conhecimentos relativos às condições de produção/recepção (variáveis inferidas) dessas mensagens.

Portanto, essa análise tem por finalidade produzir inferências do discurso, embasar os conteúdos produzidos por suposições subliminares em pressupostos teóricos utilizados pelo pesquisador.[278]

Para atingir os objetivos propostos por esta pesquisa, utilizei a técnica da análise temática de conteúdo, cuja função é descobrir as unidades de sentido que compreendem a comunicação em análise,

---

[274] MINAYO, Maria Cecília de Souza. *O desafio do conhecimento*: pesquisa qualitativa em saúde. São Paulo: Hucitec-Abrasco, 1999.

[275] CAMPOS, Claudinei José Gomes. Método de análise de conteúdo: ferramenta para a análise de dados qualitativos no campo da saúde. *Revista Brasileira de Enfermagem*, v. 57, n. 5, out. 2004. Disponível em: DOI: https://doi.org/10.1590/S0034-71672004000500019. Acesso em: 8 nov. 2018.

[276] BARDIN, Laurence. *Análise de conteúdo*. Lisboa: Edições 70, 1977.

[277] *Ibidem*, p. 48.

[278] CAMPOS, Claudinei José Gomes. Método de análise de conteúdo: ferramenta para a análise de dados qualitativos no campo da saúde. *Revista Brasileira de Enfermagem*, v. 57, n. 5, out. 2004. Disponível em: DOI: https://doi.org/10.1590/S0034-71672004000500019. Acesso em: 8 nov. 2018.

sendo que a presença ou frequência dessa unidade de sentido pode significar alguma coisa para o objetivo analítico empreendido.[279]

Essa análise comporta algumas fases. A primeira consiste em realizar leituras flutuantes do material coletado do *corpus* das entrevistas. Após a leitura sistemática e repetida do material, selecionam-se as unidades de análise ou de significado, que podem incluir desde palavras até textos completos do material.

Para tanto, realizei a leitura das entrevistas diversas vezes e as agrupei em grandes temas. Para a avaliação das informações que foram se repetindo, à medida que as entrevistas eram transcritas, eu já organizava as unidades de análise. Isso me permitiu um entendimento maior a respeito dos dados coletados, de técnica de agrupamento das informações, bem como da saturação da amostra.

Por fim, as unidades de análise serão categorizadas e subcategorizadas em enunciados que contemplem um número de temas, segundo a proximidade, para que, por meio de análise, possam evidenciar significados relevantes para o alcance dos objetivos do estudo.[280,281]

Essa categorização pode ser realizada de maneira apriorística, quando o pesquisador possui de antemão categorias predefinidas, e não apriorística, em que as categorias emergem do contexto do material coletado. Na análise do presente estudo, considerei a categorização não apriorística.[282,283]

Vale salientar que, para a análise e discussão das categorias estipuladas, utilizei a teoria psicanalítica, em especial as teorias freudianas e lacanianas.

---

[279] BARDIN, Laurence. *Análise de conteúdo*. Lisboa: Edições 70, 1977.

[280] CAMPOS, *op. cit.*

[281] MINAYO, Maria Cecília de Souza. *Pesquisa social*: teoria, método e criatividade. Petrópolis: Editora Vozes, 2002.

[282] CAMPOS, *op. cit.*

[283] MINAYO, Maria Cecília de Souza. *O desafio do conhecimento*: pesquisa qualitativa em saúde. São Paulo: Hucitec-Abrasco, 1999.

6

O QUE A PSICANÁLISE
TEM A DIZER, AFINAL?

Nesta parte do livro, irei discutir o que pude apreender e escutar no discurso das mulheres que aceitaram participar desta pesquisa, seguindo a metodologia anteriormente explicitada, e como podemos compreender as vivências dessas mulheres à luz da teoria psicanalítica. Dar um outro sentido para o que elas vivenciam, para além do senso comum ou do julgamento, é um trabalho especial para mim.

Como ressaltado, a pesquisa foi realizada em um hospital-escola. A idade das mães entrevistadas variou entre 18 e 38 anos, a maioria delas era primípara, ou seja, era a primeira gestação, com idades gestacionais variando entre 26 e 32 semanas de gestação.

Pela delicadeza da situação e dessas mulheres — delicadas e fortes ao mesmo tempo —, optei por chamá-las aqui por nomes de flores. Então, nas discussões das categorias, vocês encontrarão algumas das falas dessas "flores".

- **Amor-perfeito**: uma jovem mulher de 18 anos, primeira gestação, uma gestação inesperada. Seu bebê nasceu com 26 semanas de gestação, devido, segundo os médicos, a bolsa rota, mas não se sabe a razão dessa perda de líquido amniótico.

- **Bromélia**: também uma jovem mulher de 23 anos, quarta gestação com um aborto prévio e um parto prematuro anterior, gestação planejada. Seu bebê nasceu com 29 semanas devido a infecção uterina.

- **Hortência:** mulher de 34 anos, essa era sua quarta gestação. Gestação planejada e o bebê nasceu com 29 semanas de gestação devido a pré-eclâmpsia.

- **Íris:** 29 anos, gestação planejada, segunda gestação. Bebê apresentava má-formação e nasceu com 32 semanas de gestação.

- **Jasmim:** jovem de 20 anos, primeira gestação, planejada. Bebê nasceu com 29 semanas de gestação devido a descolamento de placenta.

- **Tulipa:** mulher com 38 anos, primeira gestação, planejada. Bebê nasceu de 29 semanas por estar em sofrimento fetal devido a pré-eclâmpsia.

- **Violeta:** jovem de 18 anos, acometida de lúpus, primeira gestação, planejada. Bebê nasceu com 30 semanas de gestação por sofrimento fetal não especificado.

- **Petúnia:** 35 anos, segunda gestação, gemelar. Gestação não planejada. Um bebê natimorto e outro nasceu com 28 semanas de gestação.

- **Dália:** mulher de 28 anos, primeira gestação, planejada. Bebê nasceu com 32 semanas de gestação devido a pré-eclâmpsia grave.

Após a transcrição das entrevistas, iniciei a etapa da leitura e releitura do material e, a partir disso, cinco categorias de análise emergiram:

1. O encontro com o *Real* e a vivência de um potencial traumático

2. Encontro com o bebê: o bebê sonhado e o bebê real

3. O luto da gestação idealizada e seus desdobramentos

4. Ser mãe de um bebê muito prematuro e suas vicissitudes

5. A relação entre as mães e a equipe hospitalar

6.1 O ENCONTRO COM O *REAL* E A VIVÊNCIA DE UM POTENCIAL TRAUMÁTICO

Nesta categoria, tratarei das questões relacionadas à situação potencialmente traumática vivenciada por essas mulheres em virtude do nascimento prematuro de seus filhos. Somam-se a isso os eventos ocasionados pelos imprevistos diários com o bebê hospitalizado.

Ademais, há também a maneira que essas mães encontram para suturar e contornar o *Real*, considerado como aquilo em que a significação escapa, o qual se coloca de maneira tão impactante nesses momentos; por meio do suporte conferido pela religião, a fim de conceder algum sentido a essa experiência e obturar o *Real*, *tão imperativo nesse momento.*

6.1.1 Parto prematuro: a vivência de uma situação potencialmente traumática

Para a psicanálise, um trauma não se caracteriza, fundamentalmente, por uma situação traumática em si, mas pela significação e representação psíquica que o sujeito pode fazer dele *a posteriori*, em um *après-coup*, ou seja, o que pode ser simbolizado posteriormente sobre o acontecimento e os efeitos disso para o sujeito.

Freud[284] destaca, portanto, que os acontecimentos cotidianos e externos que apresentam um potencial traumático podem impactar o aparelho psíquico e dificultar a representação desses eventos, precipitando o trauma. O momento do nascimento prematuro apresenta grande potencial traumático, o qual escapa à simbolização do

---
[284] FREUD, Sigmund. *Edição Standard Brasileira das Obras Psicológicas Completas de Sigmund Freud. Volume XVIII: Além do princípio do prazer (1920).* Rio de Janeiro: Imago Editora, 2006.

sujeito, uma irrupção do *Real* que, por ser inapreensível, permanece sem fala.[285,286]

Esse aspecto de acontecimento abrupto, com a inexistência de palavras que possam dar contorno ao *Real* que se mostra, pode ser evidenciado pelos recortes a seguir, no momento em que as mulheres contaram como aconteceu e como foi para elas a experiência do parto prematuro:

> *Amor-perfeito:* [...] seu bebê pode nascer a qualquer momento. Falou desse jeito assim, para mim, quase morri, desesperei, porque eu falei: "nossa, mas é muito pequeno", na hora eu pensei, eu comecei a chorar, desesperada, não sabia o que fazer [...].

> *Jasmim:* No quarto dia disseram que eu tinha que subir para cesárea, porque estava descolando a placenta, fiquei desesperada, porque é um choque [...].

> *Hortência:* [...] foi um choque, não tinha como eu ganhar agora, fiquei com medo na hora dele não viver. Eu entrei em choque, falei "nossa, agora como vai ser? Ele tem sete meses" [...].

Nessas falas, destaca-se o evento de quebra da homeostase, em que os bebês, os quais estavam sendo gestados, tanto psíquica como organicamente, e contavam com menos de trinta semanas de gestação, poderiam nascer a qualquer hora.

Esses discursos engendram o exposto por Ansermet[287], em que a ocasião da notícia da antecipação do parto é uma circunstância que presentifica o âmago do trauma e tudo acontece de maneira muito rápida. Essas mulheres vivem um momento de irrealidade, ou seja,

---

[285] MATHELIN, Catherine. *O sorriso da Gioconda*: clínica psicanalítica com bebês prematuros. Tradução de Procópio Abreu. Rio de Janeiro: Companhia de Freud, 1999.

[286] ANSERMET, François. O traumatismo anterior ao nascimento. *Opção Lacaniana Online*, v. 16, n. 6, p. 1-8, 2015. Disponível em: http://www.opcaolacaniana.com.br/pdf/numero_16/O_traumatismo_anterior_ao_nascimento.pdf. Acesso em: 15 jul. 2018.

[287] ANSERMET, François. *A clínica da origem*: a criança entre a medicina e a psicanálise. Rio de Janeiro: Ed. Contra Capa, 2003.

falam da percepção de que o que está acontecendo não é com elas. A fala da mãe Amor-perfeito nos faz pensar a esse respeito:

> [...] na hora já fiquei internada, foi muito louco, parecia que não era eu que estava vivendo aquilo, foi coisa muito rápida, fiquei internada, um monte de remédio. Era um pânico para mim, porque eu não acreditava no que estava acontecendo, parece que você não está vivendo ali, foi terrível [...].

Percebe-se, então, que essas mulheres vivenciam uma urgência subjetiva.[288,289] Nesta, devido à caracterização abrupta do acontecimento, a pessoa experimenta afetos de angústia e pânico, os quais podem levá-la a questionar-se sobre sua identidade e sobre as razões de aquilo estar acontecendo com ela.

É notório ainda que, nesse momento, fica muito difícil que essas mulheres consigam dar algum sentido, *a priori*, a esse acontecimento da antecipação do parto. O *Real* insiste e há pouca possibilidade de dar contorno a ele pela palavra.[290,291] A fala da mãe Íris pode exemplificar essa sensação: *"Não sei te explicar, é uma dor que não tem nome [...]"*.

Miller[292] ressalta que o núcleo traumático é a relação com a língua, isto é, com o impacto que as palavras escutadas causam no ouvinte, sem que ele possa conferir-lhe nenhum sentido. As mães enfatizam esse impacto quando o médico lhes disse sobre a necessidade do internamento e/ou do parto prematuro. Na maioria das vezes, a notícia foi concedida à gestante e à família de uma maneira abrupta e sem acolhimento, e esse formato de discurso pode colaborar para o efeito de sideração que esse evento traz. A mãe Dália assim descreve:

---

[288] MOURA, Marisa Decat de. Psicanálise e urgência subjetiva. *In*: MOURA, Marisa Decat de (org.). *Psicanálise e Hospital*. Rio de Janeiro: Revinter, 2000, p. 3-15.

[289] VIEIRA, Marcus André. O trauma subjetivo. *Psico* (PUCRS), v. 39, n. 4, p. 509-513, out./dez. 2008. Disponível em: http://revistaseletronicas.pucrs.br/ojs/index.php/revistapsico/article/view/2045/3842. Acesso em: 25 jul. 2023.

[290] SOTELO, Ines. *Clínica de la urgencia*. Buenos Aires: Ed. JCE, 2007.

[291] BELAGA, Guillermo. Presentación. *In*: BELAGA, Guillermo (org.). *La urgencia generalizada*: la práctica en el hospital. Buenos Aires: Grama, 2007, p. 9-30.

[292] MILLER, Jacques-Alain. *Lacan elucidado*. Rio de Janeiro: Zahar, 1997.

> [...] *Eu chorei muito, eu falei sim para o médico [a respeito do parto], mas eu chorei, porque 32 semanas, eu sabia que ela era pequena. Mas no dia anterior eu fiquei muito nervosa quando ele [**médico**] falou que tinha que nascer mesmo, que não tinha mais jeito [...]* (grifo nosso).

Petúnia, mãe de gêmeos, sendo que um dos bebês foi a óbito durante a gestação, assim destaca, "*[...] não sentia nada, o médico me apavorou, que o I. não ia aguentar, porque o coraçãozinho dele já estava ficando fraco [...]*" (grifo nosso). Salienta-se, no caso da mãe Petúnia, um duplo trauma experienciado por ela, um pela notícia do falecimento de um dos seus bebês dentro do ventre e outro pela notícia da necessidade de realizar um parto antes do previsto. Ela assim descreve:

> [...] *ele era gemelar, o outro irmãozinho dele veio a óbito dentro de mim ainda, eu não sabia. A gente veio fazer exame do coraçãozinho para ver como estava a situação deles, na hora que fez viu [**o médico**] que do I. estava normal, só que o outro já tinha ido a óbito, na hora eu fiquei abalada, eu chorei muito, estava engasgada com tanta coisa ruim, o psicológico da gente fica abalado, fica muito abalado [...]* (grifo nosso).

Logo, quando ela pontua que estava "engasgada" com tantos acontecimentos ruins, pode-se apreender o congelamento do deslizamento simbólico provocado pelo encontro com a situação traumática, faltam as palavras que possam, de alguma forma, conferir alguma significação aos fatos.

6.1.2 As intercorrências cotidianas da UTI Neonatal

A essa fase impactante da notícia da necessidade de realizar o parto antes do previsto, somam-se as notícias diárias sobre a saúde do bebê a cada momento que as mães chegam ao setor de neonatologia, quando buscam por novidades, ou quando alguém da equipe vai até elas falar sobre algum procedimento. Algumas vezes, são notícias que as abalam psíquica e emocionalmente, como reatualizações das situações traumáticas, além do medo da iminente morte do bebê.

Sobre as notícias e os acontecimentos imprevistos, elas assim relatam:

> *Amor-perfeito: Nossa, tem dia que você chega e parece que vai ter uma notícia terrível [...].*
>
> *Jasmim: [...] cada dia que a gente entra aqui é uma coisa diferente, porque é um dia após o outro [...].*
>
> *Dália: [...] é aquele medo de você chegar e o que você vai encontrar, a gente vai embora e não sabe o que vai encontrar no dia seguinte [...].*
>
> *Bromélia: [...] bate um desespero, um pânico dentro da UTI, porque enquanto eu estou aqui, já teve um monte de intercorrência com várias crianças [...].*

Essas notícias e acontecimentos inesperados presentes em um setor de reanimação neonatal promovem, nessas mulheres, um constante reencontro com a situação traumática, em que as palavras que já não existiam permanecem em um estado de apagamento constante.

Em alguns momentos da realização das entrevistas, algumas mulheres estavam em choque e abaladas por alguma intercorrência recente com o seu bebê, além da situação no parto antecipado, como apreendido pela fala a seguir da entrevistada Jasmim, ao relatar, bastante angustiada, algo que acontecera no dia anterior:

> *[...] ele não estava trabalhando muito bem sozinho, já três vezes que ele teve essa queda e foi tudo na minha frente. Ele ficou roxinho, eu fiquei desesperada, não sabia se eu chorava, se eu pedia para Deus dar-me força, no dia que entubaram ele, ele não voltava e a enfermeira falando "volta, volta" e ele não voltava e eu escutando tudo isso, foi desesperador [...].*

A respeito do constante medo do óbito dos bebês, as entrevistadas mostram-se sempre apreensivas e, por vezes, vivenciam cenas com seus filhos que as impactam significativamente. A esse respeito, elas relatam:

Amor-perfeito: [...] ele parou porque ele desentubou sozinho, deu uma parada, que desesperador que foi, eu tinha descido no banco de leite, aconteceu e, na hora que eu voltei, todo mundo estava olhando assim de chegar e acontecer o pior, eu estava com medo, com bastante medo, quando o médico me examinou, ele disse que nós dois corríamos risco. Outro dia ele ficou roxinho, eu fiquei desesperada, não sabia se eu chorava, eu fiquei desesperada, entrei em pânico, teve que reanimá-lo mesmo. "Será que ele vai morrer? Será que ele vai ter a vida dele?" A gente pensa quando vê essas coisas, quando eu vi que ele foi entubado [...].

Hortência: [...] eu falo morreu, porque a enfermeira disse que era pra gente sair que ia reanimá-lo, para mim ele chegou a morrer e não foi só uma, várias vezes eu o vi morrer na minha frente, porque ele foi reanimado, eu sempre ficava com medo, até pensava "agora vai" e chorava [...].

Dália: [...] desesperador, medo de perder, medo dela morrer. Mas é desesperador, medo de chegar e falar que para mim, como se tivesse alguma coisa acontecido, e a hora que eu olhei, o tubo estava diferente, já comecei a chorar [...].

Jasmim: [...] tem os riscos que a gente fica com medo, toda mãe fica com medo, medo o coração não está batendo, igual as outras mães passavam [...].

Esses momentos de encontro com o *Real*, em que a pessoa se depara com a intrusão de um acontecimento impensável em sua organização simbólica, necessitam de um tempo de elaboração e de significação. Nas ocasiões de urgência subjetiva, como é o caso dessas mulheres, pode ocorrer o congelamento do sujeito no *instante de ver*, quando ele se defronta com a notícia ou com o evento.[293,294]

---

[293] ANSERMET, François. *A clínica da origem*: a criança entre a medicina e a psicanálise. Rio de Janeiro: Ed. Contra Capa, 2003.
[294] SOTELO, Ines. *Clínica de la urgencia*. Buenos Aires: Ed. JCE, 2007.

Nas entrevistas realizadas, apreendem-se diversos acontecimentos nos quais há certa dificuldade dessas mulheres colocarem em palavras e de conferirem uma significação diversa para esses acontecimentos. Esse fato pode levar à dedução de que elas vivenciam psiquicamente uma região limítrofe entre o *instante de ver* e o *tempo de compreender*; ficando, provavelmente, o *momento de concluir a posteriori*, como salientado por Berta[295], visto que elucida a ocorrência de um curto-circuito entre os tempos de ver/compreender/concluir nas situações em que o trauma se faz presente.

Esse aspecto fica patente quando elas ressaltam, por exemplo, **Violeta**: *"Não sei te explicar como que foi, não sei explicar porque tiraram ela antes [...]"*; **Jasmim**: *"Não sei nem o que explicar [...]"*.

Pode-se inferir, portanto, pelos relatos, que as mulheres entrevistadas se encontravam no início de uma elaboração, como a região limítrofe citada, uma vez que as entrevistas ocorreram quando elas estavam há alguns dias vivenciando a rotina de UTI Neonatal com seus bebês, ou seja, houve algum tempo para uma suposta elaboração, mesmo que incipiente. Ousa-se dizer, no entanto, que, se as entrevistas tivessem ocorrido logo após a notícia da necessidade de realizar o parto antecipadamente, esse congelamento no *instante de ver* possivelmente ficaria mais explícito.

6.1.3 O apoio da religião para recobrir o *Real*

Diante do impacto do nascimento prematuro, bem como da fragilidade da saúde de seus pequenos bebês, os quais correm risco de morte, essas mães, na ânsia de conferir algum sentido a tudo o que está acontecendo, assim como de recobrir e contornar esse *Real*, que se mostra presente, buscam um discurso que proporcione algo da ordem de um reparo no furo causado pelo evento traumático.[296]

---

[295] BERTA, Sandra Letícia. Localização da urgência subjetiva em psicanálise. *A Peste*: Revista de Psicanálise e Sociedade e Filosofia, n. 7, v. 1, jan.-jun. 2015. Disponível em: https://revistas.pucsp.br/index.php/apeste/article/view/30462/21073. Acesso em: 25 nov. 2018.

[296] BELAGA, Guillermo. Presentación. *In*: BELAGA, Guillermo (org.). *La urgencia generalizada*: la práctica en el hospital. Buenos Aires: Grama, 2007, p. 9-30.

Portanto, foi muito comum encontrar nessas mães um apego à religião e, muitas vezes, compartilhado entre elas e com a equipe médica.

Muitas vezes incentivadas pela equipe de saúde, que também não tem, enquanto representante do saber científico, respostas, tanto para as razões desse acontecimento, bem como para a recuperação da criança, e que encorajam as mães a buscarem auxílio do sobrenatural, como destacado pela fala da mãe *Tulipa*: "*Lá embaixo falaram 'entrega pra Deus, faz oração, entrega para Deus' [...]*".

Essas mães, a todo momento, precisam suportar a incerteza da recuperação de seus bebês, com o pavor diante dos acontecimentos. Lidam com a castração e a finitude, apegando-se a um Deus onipotente que pode lhes dar consolo nesse tempo de grande desamparo.

Utilizam, dessa forma, um recurso psíquico, como salientado por Freud[297], no qual, em face do desamparo incomensurável, é comum que o homem recorra ao sobrenatural, por considerá-lo detentor de todas as respostas, o qual tudo pode resolver. É possível encontrar esse aspecto nas mães entrevistadas, como bem demonstram os seguintes recortes:

> *Íris: [...] tem coisas que não dependem da gente, depende de Deus também, Deus pode fazer a obra nela hoje, e amanhã ela está bem [...].*
>
> *Hortência: Deus falou que iria me dar e me deu e entreguei na mão de Deus, me apego na fé, ele ainda está aqui porque Deus tem que trabalhar na vida dos pais, não na dele, então quando Deus terminar de trabalhar ele vai sair [...].*
>
> *Petúnia: [...] porque eu tive que entregar na mão de Deus, seja o que Deus quiser agora daqui para frente [...].*
>
> *Bromélia: [...] mas uma semana atrás eram notícias ruins, mas depois, agora só notícias boas, graças a Deus, ele está bem, graças a Deus, agora [...].*

---

[297] FREUD, Sigmund. *Edição Standard Brasileira das Obras Psicológicas Completas de Sigmund Freud. Volume XXI: O futuro de uma ilusão (1927)*. Rio de Janeiro: Imago Editora, 2006.

Interessante destacar que, nessa última fala, da mãe Bromélia, pode-se inferir que ela aposta na resolução das questões de saúde de seu bebê por intermédio das mãos divinas, após a intervenção médica, quando ela destaca *"[...] está bem, graças a Deus,* **agora** *[...]"* (grifo nosso).

A mãe Hortência, em sua fala, deixa clara a busca por uma razão para o nascimento prematuro, uma vez que, para ela, a explicação médica parece não fazer sentido, porquanto destaca o motivo da prematuridade de seu bebê e da hospitalização como algo divino, a fim de que Deus trabalhe na vida dela e de seu companheiro. Há, portanto, um propósito nesse acontecimento para além da ciência. Ela inclusive afirma como justificativa *"[...] eu creio que Deus fez acontecer tudo isso para nosso conserto [...]"*.

Klüber-Ross[298] destacou em sua obra, *Sobre a Morte e o Morrer*, que é comum as pessoas recorrerem à religião frente ao adoecimento de um entre querido, em busca de forças e de esperança para sua sobrevivência, como se pode perceber pelos discursos a seguir:

> *Jasmim: Ficou roxinho, eu fiquei desesperada e pedia pra Deus me dar força. É complicado, ninguém é forte o tempo todo, para quem tá fora é superfácil falar "seja forte, tenha fé, você tem que pedir força pra Deus", mais ainda? Você vê seu filho quase morto, onde você vai arrumar força? É bem complicado, é difícil, só Deus mesmo, as enfermeiras falam que eu preciso ser forte para dar força para ele. Eu falo "mais?", de onde eu vou arrancar? "Porque eu já estou arrancando força de onde eu não sabia que eu tinha, então eu me apeguei muito a Deus [...].*
>
> *Hortência: [...] foi um choque, não tinha como eu ganhar agora, fiquei com medo na hora dele não viver, mas me apeguei em Deus e pedi força. Deus consola, dá força, Deus sabe o que faz [...].*

---

[298] KLÜBER-ROSS, Elisabeth. *Sobre a morte e o morrer*. São Paulo: Editora WMF Martins Fontes, 2018.

> ***Violeta:*** *[...] eu ia à igreja e na palavra Deus revelou que era promessa de Deus na minha vida [a bebê] e que Ele iria me dar e iria vir perfeita, todos os órgãos dela iam gerar perfeitamente, por isso que tenho mais força para cuidar dela, porque se é promessa de Deus, Ele não vai tirar de mim [...].*

Logo, essas mulheres buscam apoio na religião, tanto para encontrar uma explicação para a antecipação do parto, como também para o enfrentamento do evento traumático do nascimento prematuro e para a recuperação da saúde de seus filhos. Sabe-se que, nesses casos, a religião oferece amparo à mãe, bem como uma suposta garantia da recuperação de seu filho.[299]

Portanto, um parto prematuro lança a mulher, em meio à ruptura de sua gestação, ao encontro com uma situação traumática, em que as palavras utilizadas para a expressar pouco conseguem conferir uma significação. Em meio ao desespero, ao *Real* sem palavras que se deflagra e ao desamparo, recorre ao divino, onipotente, o qual pode conceder uma explicação para esse evento, além de resolvê-lo. O apelo ao sobrenatural confere, dessa forma, uma suposta obturação da castração, do furo existente na trama do trauma.

À vista disso, ao considerar a temporalidade do inconsciente destacada por Freud[300], com os efeitos do *a posteriori* no psiquismo do sujeito que se encontrou com um evento potencialmente traumático, assim como o mecanismo da clivagem egoica consequente do trauma, como postulado por Ferenczi[301], é necessário destacar a importância de conferir uma escuta às angústias dessa mulher, com o propósito de que ela possa conferir um sentido outro a esses acontecimentos, uma significação, um contorno ao *Real* pelo deslizamento do signi-

---

[299] VÉRAS, Renata Meira; VIEIRA, Juna Maria Fernandes; MORAIS, Fátima Raquel Rosado. A maternidade prematura: o suporte emocional através da fé e religiosidade. *Psicologia em Estudo*, v. 15, n. 2, p. 325-332, jun. 2010. Disponível em: https://www.scielo.br/j/pe/a/bqHmzXwkQJYRjR6KRyTpQQd/#. Acesso em: 23 jan. 2018.

[300] FREUD, Sigmund. *Edição Standard Brasileira das Obras Psicológicas Completas de Sigmund Freud. Volume II: Estudos sobre a Histeria (1893-1899)*. Rio de Janeiro: Imago Editora, 2006.

[301] FERENCZI, Sándor. Reflexões sobre o trauma. *In*: FERENCZI, Sándor. *Obras completas*. IV. São Paulo: Martins Fontes, 1992.

ficante, a fim de que não se precipite um trauma psíquico de outra ordem e ela possa criar novas possibilidades subjetivas com aquilo que lhe aconteceu.

Pôde-se perceber a importância dessa oferta de escuta e de acolhimento ainda durante as entrevistas realizadas, uma vez que, em sua totalidade, as mães pontuavam ao final da entrevista o quanto foi bom para elas falar do que estava acontecendo e o quanto elas sentiam-se mais aliviadas. Esse sentimento demonstrado corrobora o exposto, salientando que esses momentos de acolhimento conferidos a essas mães viabilizaram uma significação outra de todos os acontecimentos vividos por essa mulher — ainda que mínima —; e isso pode impactar sobremaneira na apropriação, bem como no exercício de sua maternidade com seu bebê, na ocasião hospitalizado.

6.2 ENCONTRO COM O BEBÊ: O BEBÊ SONHADO E O BEBÊ REAL

Como se deu o encontro com o bebê da realidade, tão diferente de um bebê a termo e do bebê imaginário que ainda estava em vias de constituição no psiquismo materno? Falaremos desse aspecto nesta parte do trabalho.

Para tanto, serão destacadas as dificuldades que a mãe do bebê prematuro tem em lembrar-se de como esse bebê era antes imaginado, em virtude do bebê imaginário ainda estar em construção; o difícil encontro com o bebê que se mostra na realidade e a negação do grave estado de saúde da criança.

6.2.1 O bebê imaginário

Para constituir-se como mãe, como destaca Iaconelli[302], primeiramente a mulher passa a construir, imaginariamente, em seu psiquismo, o bebê que carrega em seu ventre.

---

[302] IACONELLI, Vera. Luto insólito, desmentido e trauma: clínica psicanalítica com mães de bebês. *Revista Latinoamericana de Psicopatologia Fundamental*, v. 10, n. 4, p. 614-623, 2007. Disponível em: DOI: https://doi.org/10.1590/S1415-47142007000400004. Acesso em: 4 set. 2018.

Essa construção ocorre durante todo o processo gestacional e irá conceder um substrato psíquico para que a mulher possa encontrar-se com seu bebê após o parto e conferir-lhe um lugar em seu psiquismo, uma vez que a imagem do bebê que se apresenta na realidade será ao menos confirmada pela imagem antes elaborada.[303,304]

O primeiro contato das mães entrevistadas com o bebê que se mostra no momento do parto correspondeu ao que era imaginado e esperado para seu bebê, ou seja, a vida, visto que todas as mães esperavam que seus bebês nascessem chorando e respirando. Esse comportamento era uma representação da vitalidade, frente ao medo que sentiam de que seus bebês viessem a óbito no decorrer do parto.

> **Amor-perfeito:** *Chorou, eu nem acreditei, eu achei que ele não iria nem chorar, porque é muito pequenininho, e ele chorou ainda, respirando, estava respirando [...].*

> **Tulipa:** *[...] teve uma hora que eu vi que ele chorou, o bebê chorou, está bem. O choro dele foi maravilhoso, acalmou todo aquele medo que eu passei naquele momento na hora que ele chorou [...].*

> **Bromélia:** *[...] eu pensei "tomara que meu filho nasça chorando" e ele nasceu chorando, tudo certo, foi alegria ele nascer chorando [...].*

> **Dália:** *[...] quando ela nasceu, porque eu vi assim ela chorando muito, gritando, superforte, eu pensei: "ela tá melhor do que eu esperava", porque eu não sabia se ela ia chorar e ela nasceu gritando [...].*

A literatura aponta que essa construção psíquica do filho imaginário pode ser prejudicada com a irrupção do parto prematuro, pois na ocorrência desse parto a mulher está em meio à vivência

---

[303] LEBOVICI, Serge. *A mãe, o bebê e o psicanalista*. Porto Alegre: Artes Médicas, 1987.
[304] MATHELIN, Catherine. *O sorriso da Gioconda*: clínica psicanalítica com bebês prematuros. Tradução de Procópio Abreu. Rio de Janeiro: Companhia de Freud, 1999.

da transparência psíquica, a qual, entre outras funções, promove a construção do bebê imaginário.[305],[306]

Nesses casos, essa mulher pode apresentar mais dificuldade em dizer como imaginava seu filho e o que pensava para seu bebê do que uma mãe cujo filho tenha nascido a termo, bem como ter dificuldades em diferenciar o que sonhava do que lhe é apresentado na incubadora[307], como destaca-se a seguir:

> *Íris: Imaginava que ia ser igual à G. [irmã do bebê], eu ficava pensando "será que vai ser igual à G.?" [...]* (grifo nosso).
>
> ***Violeta:*** *[...] a gente imagina tanta coisa, mas quando a gente vê, a imaginação vai até embora. Eu a imaginava branquinha, do jeito que ela é, cabelo bem pretinho [...].*
>
> ***Jasmim:*** *[...] eu o imaginava lindo, primeira coisa que eu imaginava que ele ia ser muito cabeludo, ele é muito lindo, nasceu lindo [...].*
>
> ***Hortência:*** *Não sei o que eu imaginava, eu só queria que ele ficasse bem [...].*

Por meio dessas falas, percebe-se como fica difícil para a mãe contar sobre seu bebê imaginário. Em todos os nascimentos, seja de um bebê a termo ou não, as mulheres precisam lidar com um bebê que não corresponde, quase em sua totalidade, ao bebê que estava sendo imaginado. Esse fator é mais impactante quando do neonato muito prematuro, por nascer bem antes do tempo necessário à sua formação orgânica no ventre materno.[308]

Em vista disso, impactada pela irrupção da prematuridade e pelo bebê que se apresentou a ela na realidade, tão diferente do

---

[305] *Ibidem.*

[306] BYDLOWSKI, Monique. *La dette de vie*: itinéraire psychanalytique de la maternité. Paris: Presses Universitaires de France, 1997.

[307] DRUON, Catherine. Ajuda ao bebê e aos seus pais em terapia intensiva neonatal. *In*: WANDERLEY, Daniele de Brito (org.). *Agora eu era o rei*: os entraves da prematuridade. Salvador: Ágalma, 1999, p. 35-54.

[308] *Ibidem.*

esperado, a imagem antes construída pode ficar fragilizada, ou até mesmo, em alguns casos, desaparecer, como bem exemplifica a fala da mãe Dália:

> Eu nem sei como que eu a imaginava, porque quando você vê parece que sempre foi aquela carinha, eu achava que ela ia ser bem carequinha e ela tem cabelinho. A única coisa que eu lembro que eu pensava dela é que eu pensava que ela ia ser careca, mas o rostinho redondo que eu achava que ela ia ter, mas quando você olha assim, parece que já era aquela carinha mesmo, não sei explicar, acho que você esquece tudo o que você pensava que ia ser e era assim mesmo, parece que já era ela mesmo [...].

Dessa maneira, o lembrar-se do bebê imaginário pode ter sido prejudicado tanto pelo impacto do encontro com o bebê que se apresenta após o nascimento como também pela interrupção da gestação no último trimestre, período de grande importância pelos efeitos da transparência psíquica e da construção do bebê imaginário, em que os movimentos fetais mais intensos acabam por contribuir para uma maior interação entre o bebê real e o imaginário, ou ainda, pela interação e proximidade entre mãe e bebê na unidade neonatal.[309]

6.2.2 O encontro com o bebê real

Após toda a cena do nascimento, permeada por muito medo e apreensão, vem o momento de a mãe encontrar-se com o bebê no internamento no setor de neonatologia. Ela não sabe o que irá encontrar, não sabe ainda o real estado de saúde de seu bebê, a angústia é intensa.

O choque entre o bebê imaginário e o bebê real nos casos de importante prematuridade, que acontece após o nascimento — pois essas mães não são autorizadas a ver seus bebês no momento do nascimento, em virtude das manobras médicas necessárias para

---

[309] PICCININI, Cesar Augusto et al. Expectativas e sentimentos da gestante em relação ao seu bebê. *Psicologia*: Teoria e Pesquisa, v. 20, n. 3, p. 223-232, set.-dez. 2004. Disponível em: DOI: https://doi.org/10.1590/S0102-37722004000300003. Acesso em: 24 jan. 2019.

salvar a vida do bebê —, é um evento de significativa complexidade e esse encontro pode ser bastante intenso e penoso para a mãe.[310] A esse respeito, a mãe Violeta diz:

> [...] no começo foi bem doloroso quando eu a vi toda entubada, com oxigênio. Na UTI eu não tinha tanta força para ficar perto dela, eu chegava e passava mal, minha pressão caía muito, eu não ficava muito. Eu chegava perto, *minha pressão caía, eu tinha que sentar ou sair de dentro, porque não era o que eu imaginava para mim, não era o que eu queria ver, não era aquela imagem que eu queria ver dela, quando ela estava com muito tubo eu nem ficava muito perto.*

Pelos achados, deduz-se que o encontro com o bebê que se apresenta na realidade é permeado por sentimentos ambivalentes de estranhamento, já que ele se apresenta tão pequeno e fragilizado; assim como de reconhecimento, ou melhor, por uma sobreposição entre o bebê imaginado e o bebê real. Ao mesmo tempo, pôde-se perceber um choque promovido pelo encontro com um bebê que em muito destoa daquele que fora imaginado, mesmo que de modo incipiente.

> **Tulipa:** [...] eu falei "não vejo a hora de ver como é a carinha dele" e daí você vê, tão pequenininho, tão frágil, é difícil, *viu, difícil [...]*.

> **Jasmim:** [...] *eu já o imaginava pequenininho, até que não foi tanto, ele nasceu grandão.* Depois de ver ele daquele jeito, entubado, depois daquele dia, eu perdi todas as esperanças [...].

> **Hortência:** [...] eu o vi, desse tamanhozinho assim [**mostra com as mãos, bem pequeno**], ele estava cheio de tubinho, era muito pequeno, muito novinho. Ele aqui não dá para imaginar muita coisa, eu sei que é grave [...] (grifo nosso).

> **Dália:** [...] a mãozinha desse tamanhozinho, pezinho bem pequenininho, tudo muito pequeninho, cabecinha a

---

[310] BRAZELTON, Terry B.; CRAMER, Bertrand G. *As primeiras relações*. São Paulo: Martins Fontes, 1992.

> gente colocava a mão, cabia aqui dentro da mão, então eu falava "meu Deus, a minha mão já é pequena e ela tão pequenininha, frágil ali" [...].
>
> **Petúnia:** [...] "nossa, que pequeninho", eu pensei, é bem assim diferente das outras gravidezes, um bebê nas semanas normais e outro prematuro é diferente, não é que estranhei, é que vê-lo tão pequenininho, precisando daqueles tubos e a gente não espera ter assim um bebê tão pequenininho [...].

Por meio desses relatos, percebe-se a perplexidade demonstrada pelas mães com a imagem que lhes é apresentada, de uma fragilidade não imaginada antes. Quando a mãe Tulipa relata que não via a hora de encontrar seu bebê e que, quando o vê, depara-se com um bebê tão fragilizado, ela demonstra uma decepção com o que encontrou, como ressaltado por Lebovici[311], pois o bebê prematuro mostra-se uma cópia decepcionante e frágil do bebê imaginado.

Esses sentimentos de estranhamento podem ser associados a uma adaptação que essas mães precisam fazer em relação à imagem de seus bebês, que, muitas vezes, não se parece com o que fora por elas fantasiado. Precisam, dessa maneira, realizar o luto da fantasia do encontro com o bebê real, como ressalta Iaconelli.[312]

Ademais, vale destacar a ferida narcísica encontrada nessas mães por terem gerado um bebê tão pequeno e fragilizado.[313,314] Esse aspecto ficou bastante notório quando a mãe Petúnia assim ressalta: "[...] é que o ver tão pequenininho, precisando daqueles tubos e a gente não espera ter assim um bebê tão pequenininho [...]".

---

[311] LEBOVICI, Serge. *A mãe, o bebê e o psicanalista*. Porto Alegre: Artes Médicas, 1987.

[312] IACONELLI, Vera. Luto insólito, desmentido e trauma: clínica psicanalítica com mães de bebês. *Revista Latinoamericana de Psicopatologia Fundamental*, v. 10, n. 4, p. 614-623, 2007. Disponível em: DOI: https://doi.org/10.1590/S1415-47142007000400004. Acesso em: 4 set. 2018.

[313] DRUON, Catherine. Quel lien entre le bébé prématuré et ses parentes em médecine néonatale? *Revue Française de Psychosomatique*, v. 1, n. 41, 2012. Disponível em: DOI: https://doi.org/10.3917/rfps.041.0135. Acesso em: 20 mar. 2019.

[314] VANIER, Catherine. The relationship between the parentes and the premature baby. *International Forum of Psychoanalysis*, v. 26, n. 1, p. 29-32, abr. 2016. Disponível em: DOI: https://doi.org/10.1080/0803706X.2016.1186837. Acesso em: 17 jul. 2018.

Essa ferida narcísica também é apreendida nos discursos das mães quando relatam a respeito do desejo de não receberem visita, ou seja, pode haver uma recusa em encontrar o social e de mostrar seu bebê tão fragilizado. Essa postura pode ser justificada em virtude do sentimento de fracasso pela prematuridade do parto, contrariamente ao sentimento de triunfo proporcionado pelo parto a termo.[315] As mulheres assim colocam, por exemplo:

> *Amor-perfeito:* [...] é porque eu não quero receber visita, não quero ficar recebendo visita da minha família, porque eu não gosto que fiquem vendo-o assim [...].

> *Jasmim:* [...] agora vem só a minha mãe, mas também não quero, eu não quero visita, é bem melhor, porque mesmo sendo mãe, vai ficar pensando coisa, vai falar coisa, eu não quero, quando ele melhorar eu falo que pode ter visita [...].

6.2.3 A negação do estado de saúde do bebê prematuro

Nesse momento de encontro com o bebê na incubadora, a literatura salienta que é bastante comum que as mães apresentem uma negação da gravidade do estado de saúde de seus bebês.[316]

A negação pode ser compreendida por duas vias. A primeira, como uma das fases do luto considerado como uma reação a uma perda, seja ela real ou simbólica.[317] A esse respeito, Klüber-Ross[318] destaca que a negação é um processo saudável do luto e que funciona como uma proteção para as notícias dolorosas e momentos de choque.

---

[315] BRAZELTON, Terry B.; CRAMER, Bertrand G. *A relação mais precoce*: os pais, os bebês e a interação precoce. Portugal: Terramar, 1989.
[316] BRITO, Maria Haydée; PESSOA, Vera Lúcia Mendes de Paula. Um perfil da mãe prematura. In: MELGAÇO, Rosely Gazire (org.). *A ética na atenção ao bebê*: psicanálise, saúde, educação. São Paulo: Casa do Psicólogo, 2006, p. 115-123.
[317] FREUD, Sigmund. *Edição Standard Brasileira das Obras Psicológicas Completas de Sigmund Freud. Volume XIV: Luto e Melancolia (1915-1917)*. Rio de Janeiro: Imago Editora, 2006.
[318] KLÜBER-ROSS, Elisabeth. *Sobre a morte e o morrer*. São Paulo: Editora WMF Martins Fontes, 2018.

Essas mulheres, com exceção da mãe Petúnia, a qual lidou com a morte real de um de seus bebês, passam por um processo de enlutamento simbólico, devido às perdas que sofrem e, nesse caso, experimentam o luto do bebê imaginário, além do bebê a termo que tanto desejavam; fora as constantes notícias a respeito do quadro de saúde de seus filhos, que as colocam em estado de choque, na maioria das vezes.

A outra via de entendimento da negação do grave estado de saúde de seus bebês pode ser oriunda de um estado de congelamento do bebê que fora imaginado, mesmo que de forma fragilizada. Soulé[319] pontua que nos casos de encontro com o bebê prematuro a mãe pode ver-se presa ao bebê imaginário e fala sobre o bebê da incubadora como se ele equivalesse, em quase sua totalidade, ao bebê sonhado. Os seguintes recortes nos fazem refletir a esse respeito:

> *Tulipa: [...] foi maravilhoso ver ele pela primeira vez [apesar da gravidade do quadro do bebê], é a melhor coisa do mundo, presente de Deus, a minha vida mudou [...]* **(grifo nosso).**
>
> *Bromélia: [...] mas foi normal ver ele aqui, porque está aqui está bem cuidado [...].*
>
> *Hortência: Ele não me dá trabalho, claro, ele é prematuro, mas foi emoção, foi emoção quando eu o vi na UTI, então não preciso me preocupar porque ele não vai morrer, tenho certeza que meu filho não tem nada [...].*

Na esteira do pensamento de Ferenczi, como essas mães estão às voltas e impactadas com diversos momentos traumáticos, pode-se pensar ainda que a negação do estado de saúde de suas crianças deve-se a um mecanismo de defesa, já que, permeadas pela dor sem conteúdo de representação, mostram um ego fragmentado, cujas partes não se comunicam. Dessa forma, há uma parte egoica dessas

---

[319] SOULÉ, Michel. O filho da cabeça, o filho imaginário. *In*: BRAZELTON, Terry B. *et al*. *A dinâmica do bebê*. Porto Alegre: Artes Médicas, 1987, p. 132-170.

mães que sabe da gravidade de saúde de seus filhos, e existe outra que nega esse fato, a fim de trazer certo apaziguamento psíquico.

Portanto, apreende-se que o encontro com o recém-nascido, após a interrupção de uma importante etapa na construção do bebê imaginário, é permeado por ocasiões bastante difíceis, quais sejam: a passagem pelo choque do encontro com a criança na incubadora; pela dificuldade de lembrar-se de como imaginava esse bebê; pela negação da gravidade da condição da criança — uma proteção às constantes notícias dolorosas que são trazidas pela equipe de saúde —; além da questão da ferida narcísica materna. Outrossim, entende-se essa negação como um processo de luto pelo neonato a termo que não existiu.

Pode-se deduzir que, provavelmente, devido à gravidade da cena da hospitalização de seus bebês, as mães prendem-se à imagem antes construída para eles, mesmo que fragilizada e, aos poucos, essa imagem é destruída dando lugar ao bebê real. Possivelmente, em virtude da interrupção do trabalho psíquico para a construção do bebê imaginário, essas mães necessitem de um tempo maior de elaboração para a aproximação entre o que esperavam e o bebê real.[320]

6.3 O LUTO DA GESTAÇÃO IDEALIZADA E SEUS DESDOBRAMENTOS

Freud[321] ressalta que o luto pode ser uma reação à perda tanto real quanto simbólica. Dessa forma, nesse contexto do nascimento prematuro, há momentos que podem ser considerados como uma vivência do luto por essas mulheres, como o luto no que tange à gestação e ao parto idealizados, aos planos que estavam sendo tecidos para a chegada do bebê, planos esses que foram abruptamente interrompidos, bem como ao medo real de que seus bebês possam ir a óbito.

---

[320] ZORNIG, Silvia. Abu-Jamra.; MORSCH, Denise. Streit.; BRAGA, Nina. Almeida. Os tempos da prematuridade. *Revista Latinoamericana de Psicopatologia Fundamental*, v. 7, n. 4, p. 135-143, out.-dez. 2004. Disponível em: DOI: https://doi.org/10.1590/1415-47142004004009. Acesso em: 24 maio 2018.
[321] FREUD, Sigmund. *Edição Standard Brasileira das Obras Psicológicas Completas de Sigmund Freud. Volume XIV: Luto e Melancolia (1915-1917)*. Rio de Janeiro: Imago Editora, 2006.

6.3.1 O luto pela gestação e parto idealizados

A prematuridade provoca, devido a uma série de desconstruções de sonhos e planejamentos da mulher, um processo de enlutamento pelo que não existiu, ou seja, pelo nascimento a termo de seu bebê, com todos os desdobramentos desse processo.[322,323]

Essas mulheres passam pelo processo de luto de uma gestação e parto idealizados. Nessa idealização, elas imaginam, por exemplo, sobre como seu corpo ficará quando chegar próximo ao nascimento, antecipam acerca do parto e que sairão do hospital com seu bebê recém-nascido a termo e sadio nos braços. Sobre isso, Dália coloca:

> *Porque a minha intenção era fazer cesárea adiantada, quero trabalhar até uns cinco dias antes de ela nascer, aí eu paro e vou organizar as coisinhas dela, para poder deixar tudo pronto, vou pra maternidade, vou ganhar um bebezinho desse tamanhozinho* [**faz um tamanho de bebê a termo com as mãos**] *e eu vou embora com ela. Era isso que eu pensava, nem por um segundo eu imaginava que eu iria passar por isso, porque eu pensava que eu ia ficar bem barrigudona, aquela barriga bonita. Depois da cesárea, eu coloquei a mão e já via assim a barriga mais murcha do que antes, eu pensei que não era para eu estar assim, era para eu estar barrigudona, lá em casa fazendo as minhas coisas, mas não foi isso que aconteceu [...]* (**grifo nosso**).

Nessa fala de Dália, destaca-se um pequeno recorte, quando ela diz, ao explicar o que imaginava de sua gestação, *"Porque a minha intenção era fazer cesárea adiantada"*. Essa fala levanta um questionamento quanto ao desejo de Dália expresso por uma cesárea adiantada. Ora, uma cesárea adiantada é aquela em que é necessário antecipar

---

[322] BALTAZAR, Danielle Vargas Silva; GOMES, Rafaela Ferreira de Souza; CARDOSO, Talita Beja Dias. Atuação do psicólogo em unidade neonatal: rotinas e protocolos para uma prática humanizada. *Revista da SBPH*, v. 13, n. 1, p. 2-18, jan.-jun. 2010. Disponível em: http://pepsic.bvsalud.org/pdf/rsbph/v13n1/v13n1a02.pdf. Acesso em: 15 ago. 2018.

[323] DRUON, Catherine. Quel lien entre le bébé prématuré et ses parentes en médecine néonatale? *Revue Française de Psychosomatique*, v. 1, n. 41, 2012. Disponível em: DOI: https://doi.org/10.3917/rfps.041.0135. Acesso em: 20 mar. 2019.

o nascimento da criança, visto que uma cesárea, quando agendada, ocorre a partir da 38ª semana de gestação. Logo, será a antecipação do parto um desejo existente no inconsciente de Dália?

Não há a pretensão, neste trabalho, de elaborar um estudo de caso, visto que, para realizar uma interpretação nesse sentido, seria imprescindível o aprofundamento das questões psíquicas e da história da entrevistada. No entanto, é possível extrair indícios passíveis de serem estudados sobre questões psíquicas que podem funcionar como precursoras da ocorrência dos partos prematuros.

Retornando ao luto vivenciado por essas mães, no tocante à idealização da gestação, as entrevistadas assim complementam:

> *Tulipa:* [...] *a gente está preparada para quarenta semanas, porque até então a gente nem imagina [***que pode acontecer alguma coisa***] [...]* (**grifo nosso**).

> *Íris:* [...] *porque você espera que você irá ganhar e ir embora com o neném, e você não vai embora [***com ele***], é muito difícil [...]* (**grifo nosso**).

> *Petúnia:* [...] *eu queria tanto ter ficado mais tempo na gestação, porque ninguém espera passar por qualquer coisa, porque a gente não imagina, você não consegue achar que vai ganhar os dois e perder [...].*

A mãe Petúnia, de todas as entrevistadas, vive uma situação especial, como relatado anteriormente. Ela vive, portanto, os dois processos de luto, tanto dos aspectos imaginados como também da perda real de seu bebê. Ainda, no discurso anterior, relatado por ela, vê-se um ato falho quando ela diz *"[...] você não consegue achar que vai ganhar os dois"*, com o qual se ousa ressaltar a ambivalência em relação à gestação gemelar, destacada por ela em sua história, demonstrada a seguir:

> [...] *descobri que estava grávida e meu marido sempre falava: "você está grávida de gêmeos" e eu falava "vira essa boca para lá", mas ele estava bem mais empolgado [***do que eu***] [...]* (**grifo nosso**).

6.3.2 O luto dos planejamentos para a chegada do bebê

Soma-se a esses fatores a perda que essas mães sofrem no que diz respeito aos preparativos para a chegada do bebê, com cada detalhe por elas pensado: o enxoval, o quartinho e as festividades. Esses detalhes, em sua maioria, não acontecem, uma vez que são planejados para o último trimestre da gestação, e a interrupção da gravidez também os impede de acontecer.[324,325]

A esse respeito Dália diz:

> [...] ia fazer fotos de grávida, chá de bebê. Não tive nada dessas coisas, porque tudo o que eu marquei estava para depois de quando eu internei, então a única coisa que eu fiz foi o chá revelação. Eu marquei o chá de bebê dela era domingo agora, ela já está com 12 dias de nascida. Então eu não tinha nada, meu marido saiu com a minha sogra para comprar as coisas, as coisas estão lá, é tudo bonitinho, mas não fui eu que escolhi, mas enfim [...].

Nesse trecho, Dália demonstra uma tristeza por não ter conseguido escolher a decoração do quarto de sua filha, mostra-se agradecida, mas ao mesmo tempo frustrada por não ter passado por essa experiência.

Sobre essa temática, as mães complementam:

> **Amor-perfeito:** [...] eu queria ir lá ver as roupinhas dele, queria, faltava ainda muita coisa pra eu comprar, na hora eu fiquei pensando nas coisas dele [...].

> **Violeta:** [...] eu tinha planejado tudo direitinho, o chá de bebê dela e ela nasceu um dia antes do chá de bebê. Tinha planejado tudo, deixado para comprar umas coisas para o final, tinha preparado tudo, o chá de bebê dela, comprado tudo, tudo, feito as lembrancinhas, mas ela nasceu antes [...].

---

[324] SZEJER, Myrian; STEWART, Richard. *Nove meses na vida de uma mulher*: uma abordagem psicanalítica da gravidez e do nascimento. São Paulo: Casa do Psicólogo, 1997.

[325] VANIER, Catherine. The relationship between the parentes and the premature baby. *International Forum of Psychoanalysis*. v. 26, n. 1, p. 29-32, abr. 2016. Disponível em: DOI: https://doi.org/10.1080/0803706X.2016.1186837. Acesso em: 17 jul. 2018.

6.3.3 O medo frente ao risco iminente da morte

Para além desses momentos, o luto mostra-se presente também no medo apresentado por essas mães frente ao risco iminente da morte de seus bebês. Devido a essa fragilidade, os bebês vivem entre o limiar da vida e da morte, e a mulher entre o limiar de vivenciar ou não a maternidade com esse bebê. Nos recortes a seguir, Amor-perfeito e Jasmim ressaltam as sensações existentes quando a morte de seus bebês pareceu iminente:

> ***Amor-perfeito:*** *[...] ele parou porque ele desentubou sozinho, aí deu parada, que desesperador que foi,* **parecia que alguém tinha dado uma facada no meu coração,** *na hora eu fiquei assim em pânico, fui para a salinha das mães e chorei [...]* (grifo nosso).

> ***Jasmim:*** *[...] tem os riscos que a gente fica com medo, toda mãe fica com medo, medo de chegar e acontecer o pior, eu estava com medo, com bastante medo, porque lá embaixo* **[pronto-socorro)** *quando o médico examinou disse que ambos corríamos risco [...]* (grifo nosso).

Já Íris sublinha o que sentiu quando a equipe médica avisou sobre a real possibilidade de sua filha ir a óbito:

> *Disseram que eu estava com risco de perdê-la. Achei que ela não iria aguentar os primeiros dias, quando eu chegava ali falavam* **[equipe médica]** *"ah, mãezinha, é grave, é bem grave a situação dela". Tem vezes que eu venho a S. está bem ruinzinha, aí eu não tenho vontade de tirar leite, eu fico lá sentada só olhando pra ela, tenho medo, muito medo de perdê-la, é difícil porque o sonho nosso está ali dentro, cada bebezinho daquele ali [...]* (grifo nosso).

Pode-se supor que Íris, frente à notícia da gravidade do estado de saúde de sua filha, passa, aos poucos, a desinvestir de seu objeto de amor, quando ressalta a perda da vontade de tirar seu leite para ela. Isso nos faz pensar que essa mãe passa por um processo de enlutamento da perda real e iminente de seu bebê, de acordo ao discurso médico.

A esse respeito, Kovács[326] pontua que o desinvestimento lento e gradual do objeto de amor é um dos aspectos do luto, sendo que a libido passa a ser, gradualmente, retirada desse objeto. Quando destaca *"[...] porque o sonho nosso tá ali dentro, cada bebezinho daquele ali"*, Íris revela o luto pelo sonho de exercer a maternidade com esse bebê.

Já Hortência, quando soube a respeito da reanimação de seu filho, apresentou um processo de negação, uma das fases do luto, destacado anteriormente por Klüber-Ross[327] como um mecanismo de defesa contra a possibilidade de escutar da equipe médica que seu bebê não havia resistido, como salientado no trecho a seguir:

> **Hortência:** *[...] porque na UTI ele estava entubado e com infecção, fico com medo dele não viver, dele morrer. Quando ele tinha uma parada, eu ficava com medo dele morrer, então eu ia embora, só ficava sabendo no outro dia. Eu ia embora na hora da parada, porque eu tinha medo, medo delas* **[enfermeiras]** *virem me falar que ele tinha morrido, então eu ia embora [...]* (grifo nosso).

As mães salientam ainda as dúvidas que surgem a respeito do prognóstico de seus bebês. Questionam-se se os bebês irão conseguir sobreviver, se elas poderão exercer a maternidade, mesmo não sendo a que antes elas idealizaram — com o bebê a termo.

> **Violeta:** *[...] você compra cada coisinha, querendo ou não a gente imagina que eles não vão voltar, você fica olhando e fica pensando, "será que ela virá para casa?" [...]*.

> **Dália:** *[...] é desesperador, medo de perdê-la, medo de ela morrer. Mas é desesperador, medo de chegar* **[no setor]** *e falarem que o coração não está batendo, igual as outras mães passam. A gente pensa: será que ela vai aguentar? [...]* (grifo nosso).

Já Petúnia, devido ao fato de um dos bebês ter ido a óbito durante a gestação, passa pelo luto de um dos bebês e fica marcada

---

[326] KOVÁCS, Maria Júlia. Morte, separação, perdas e o processo de luto. *In*: KOVÁCS, Maria Júlia. *Morte e desenvolvimento humano.* São Paulo: Casa do Psicólogo, 1992, p. 149-164.

[327] KLÜBER-ROSS, Elisabeth. *Sobre a morte e o morrer.* São Paulo: Editora WMF Martins Fontes, 2018.

pelo medo de que o mesmo ocorra com o outro, que se encontra hospitalizado. Ela assim relata:

> [...] ele era gemelar, o irmãozinho dele veio a óbito dentro de mim ainda, eu fiquei com medo de acontecer alguma coisa grave, medo de acontecer o mesmo com o outro. Isso passa pela minha cabeça, até eles falam [**familiares**] que não é para eu ficar pensando isso, mas isso passa sim, não tem como não passar na cabeça, eu fico chorando de medo, de acontecer o que aconteceu com o outro [...] (grifo nosso).

Dessa forma, os diversos momentos vivenciados pela mãe, quando há o parto muito prematuro de seu bebê, promovem uma consequente experiência de luto, já que este se caracteriza pela perda real ou simbólica do objeto de amor.[328] Essas mulheres são atravessadas pela perda da gestação e parto idealizados, dos planejamentos familiares para o dia da chegada de seu filho, bem como da real possibilidade desses bebês irem a óbito.

6.4 SER MÃE DE UM BEBÊ MUITO PREMATURO E SUAS VICISSITUDES

A circunstância do irrompimento de um parto muito prematuro promove o surgimento de sentimentos bastante difíceis na mulher, que até pouco tempo atrás ainda estava gestante e elaborando psiquicamente a maternidade. A mãe de um bebê prematuro traz consigo experiências intrínsecas à situação vivenciada e merecedoras de muita atenção.

Dessa forma, nesta categoria aponto uma reflexão sobre essas experiências, as quais a mãe de um bebê muito prematuro e/ou extremo enfrenta, tendo em vista sua situação de saúde ainda mais delicada e com prognóstico mais nebuloso do que os bebês prematuros moderados.

---

[328] FREUD, Sigmund. *Edição Standard Brasileira das Obras Psicológicas Completas de Sigmund Freud. Volume XIV: Luto e Melancolia (1915-1917)*. Rio de Janeiro: Imago Editora, 2006.

Diante desse quadro, será dado destaque ao sentimento de culpa por não ter levado a gestação até o final; à dor de sair do hospital e deixar seu bebê internado e de não poder segurar seu bebê no colo e amamentar; ao deslocamento de seu saber enquanto mãe; às dificuldades no exercício da função materna nesse período de hospitalização do neonato e os sentimentos trazidos pelas entrevistadas sobre o que é ser mãe de bebê prematuro.

6.4.1 O sentimento de culpa

Em uma gestação, qualquer que seja ela, nada está garantido, seja uma que chegue ao final, seja a interrompida pela prematuridade do nascimento. Dessa forma, é comum que as mães, em geral, apresentem sentimento de culpa, expresso ou não, por algo que possa ter saído do planejado com seu bebê.

Entretanto, as mães de prematuros, permeadas pelo medo, pelo desespero e por uma ferida narcísica proeminente, podem sentir-se culpadas por não terem conseguido levar essa gestação até o final.[329,330]

A esse respeito, nos achados, pode-se encontrar a fala da mãe Petúnia. Esta se questiona sobre uma eventual razão para o que estava acontecendo e sua fala demonstra um sentimento de culpa por não ter percebido nenhum sintoma ou desconforto devido ao falecimento de um dos bebês ainda intraútero. Ela assim relata:

> [...] até a morfológica eles estavam bem ainda e até maio o outro bebê estava bem ainda. Eu não sei porque aconteceu isso, eu não sentia nenhuma dor, nada. Eu vim de van para cá e estava tudo bem, sem dor, até achei meio estranho, porque eu não sentia nada. Se eu

---

[329] DRUON, Catherine. Quel lien entre le bébé prématuré et ses parentes em médecine néonatale? *Revue Française de Psychosomatique*, v. 1, n. 41, 2012. Disponível em: DOI: https://doi.org/10.3917/rfps.041.0135. Acesso em: 20 mar. 2019.

[330] BATTIKHA, Ethel Cukierkorn. As palavras que alimentam a humanização: reflexões acerca da amamentação — uma experiência na UTIN. *In*: MELGAÇO, Rosely Gazire (org.). *A ética na atenção ao bebê*: psicanálise, saúde, educação. São Paulo: Casa do Psicólogo, 2006, p. 161-166.

> começasse a sentir alguma coisa era porque o outro já havia falecido também [...].

Com o mesmo sentido, Violeta também revela um tom de culpa. Acometida de lúpus, conta que pela primeira vez tomou toda a medicação contra a doença, para o bem de sua filha, contudo, mesmo assim, o parto precisou ser antecipado sem ela saber dizer a razão.

> **Violeta:** [...] eu tenho lúpus, já atingiu meu rim, meu coração, tomo muito remédio. Quando eu engravidei, eu tinha um motivo pra viver. Fiz tudo certinho, ela era o motivo de eu tomar meus remédios, de eu me cuidar certo. Eu sofri muito, quando o lúpus atacou mesmo, fiquei em coma na UTI e quando eu engravidei os médicos falavam que eu não ia conseguir segurá-la na barriga, que eu devia ficar preparada, porque a qualquer hora eu poderia perdê-la. Na verdade, eu não sei por *que a tiraram antes* [...].

No entanto, ao dizer "*[...] quando eu engravidei os médicos falavam que eu não ia conseguir segurá-la na barriga, que eu devia ficar preparada, porque a qualquer hora eu poderia perdê-la. Na verdade, eu não sei por que a tiraram antes [...]*", percebe-se que Violeta nega, como um mecanismo de defesa, a verdadeira razão da antecipação do parto de sua filha, uma vez que nessa fala, ao mesmo tempo em que ressalta a fala dos médicos a respeito da provável impossibilidade de seguir com a gestação até o final, ela diz não saber da razão do parto prematuro.

6.4.2 Sair do hospital sem os bebês nos braços

Além desse sentimento de culpa e de não saber o que realmente aconteceu para que fosse necessária a antecipação do parto, muitas mães destacam o sofrimento que sentem quando recebem alta e vão para suas casas sem os seus bebês. Para elas, esse fator é um dos mais doloridos em todo esse processo, ressaltam sentimentos imaginários como se estivessem abandonando seus bebês, bem como evidenciam que imaginavam sair do hospital junto com eles, com os bebês nos braços.

> **Amor-perfeito:** O dia que eu recebi alta não conseguia ficar em casa, porque eu acho que é a pior coisa a mãe receber alta e não levar o filho embora [...].

> **Violeta:** Toda vez que eu vou embora eu passo mal, dói muito chegar em casa à noite, na hora de dormir e saber que eu estou lá e ela está aqui. O mais difícil para mim foi quando eu fui embora mesmo, que eu tive alta, dói muito estar em casa e saber que ela está aqui [...].

> **Dália:** [...] quando eu saí do hospital eu falei "meu Deus, eu estou deixando ela". Dá uma impressão que você está deixando, eu penso sempre que eu podia ficar mais uma hora, que eu podia ficar mais um pouco. Parece que você não tá se importando, sabe? A minha impressão é que eu estou a abandonando [...].

6.4.3 A impossibilidade de dar colo e de amamentar

Soma-se a isso a dor dessas mães no que tange à impossibilidade de segurar seus filhos no colo, a poderem apenas, a depender do caso, encostar neles pela pequena abertura da incubadora e a não poderem amamentar como algumas desejariam.

Essas dificuldades são devidas à manutenção mecânica da vida dos bebês, os quais, em meio a fios e tubos, acabam por ficar distantes das mães, ou até mesmo pelo medo que muitas apresentam de segurá-los, em virtude da fragilidade orgânica deles.[331]

> **Amor-perfeito:** [...] a gente não vê a hora de ele estar em casa e eu poder pegá-lo no colo. O mais, o gostoso é pegar, cheirar e beijar, e isso eu não fico fazendo. Eu

---

[331] BATTIKHA, Ethel Cukierkorn. As palavras que alimentam a humanização: reflexões acerca da amamentação — uma experiência na UTIN. *In:* MELGAÇO, Rosely Gazire (org.). *A ética na atenção ao bebê*: psicanálise, saúde, educação. São Paulo: Casa do Psicólogo, 2006, p. 161-166.

> não vejo a hora também de poder amamentar, é meu sonho, um ato de amor [...].
>
> **Jasmim:** [...] é triste não poder pegá-lo, nem meu leite eu posso dar a ele, queria tanto que meu filho estivesse mamando. Estou querendo logo pegá-lo no colo, eu fiz canguru com ele três vezes, só que não pode quando a gente quer, porque canguru tem hora [...].
>
> **Hortência:** Era triste só poder ver e não poder pegar, só ficar passando a mão [...].

Sobre esse aspecto ainda, Maldonado[332] sublinha a possibilidade de haver, por parte das mães, medo de tocar e acariciar os bebês, devido à fragilidade dessas pequenas crianças ou também à culpa por não terem levado a gestação até o final. A mãe Hortência engendra o exposto:

> [...] eu tenho medo de dar banho, nunca dei banho em uma criança assim, mesmo eu tendo outros filhos, nunca tive um bebê assim. De prematuro é muito mais medo, é mais difícil, parece ser legal, mas não é não, você pegar, cuidar, dar banho, é muito pequeno, tem sempre o risco dele morrer [...].

Por esse trecho, podemos perceber a existência do medo de cuidar e de segurar o bebê. Infere-se que esse sentimento ocorre em virtude da fragilidade da criança, entretanto não podemos corroborar a literatura no tocante ao medo de tocar como expressão da culpa, uma vez que não se pôde extrair esse fator na fala, nem de Hortência, nem de nenhuma das entrevistadas.

---

[332] MALDONADO, Maria Tereza. *Maternidade e Paternidade*: situações especiais e de crise na família. Petrópolis: Vozes, 1989.

6.4.4 O deslocamento do saber materno e a dificuldade no exercício da função materna

Para Brito e Pessoa[333], esses desconfortos apresentados pelas mães de bebês prematuros, no tocante à impossibilidade de exercer cuidados básicos, como colo e amamentação, refletem a dificuldade que essas mulheres, na maioria das vezes, apresentam de se apropriarem da função materna e de exercer, em sua totalidade, seu papel como mães durante o tempo de hospitalização da criança, dando sequência ao que seria esperado após o nascimento de seus filhos.

> *Jasmim: Quando a gente pega mesmo no colo é outra coisa,* **quando está ali é seu, você pega a hora que quiser***, coloca no berço a hora que quiser, aqui não, aqui é complicado, ainda mais agora com aqueles tubos, mal estou podendo relar nele [...]* (grifo nosso).

Nessa passagem, ela expõe o desconforto em não poder manusear e cuidar do seu filho da maneira como deseja e quando deseja. Enfatiza-se o recorte: "*[...] quando está ali é seu, você pega a hora que quiser [...]*", uma vez que é possível inferir que, enquanto o bebê está hospitalizado, ele não pertence integralmente à mãe, visto que ela não pode cuidar de seu filho da maneira que acha melhor; esse bebê pertence, em parte, ao hospital.

Isso se deve ao fato de que a maioria dos cuidados básicos com a criança, que seriam realizados pela mãe, compete, até que os bebês apresentem uma melhora, à equipe médica.[334]

Tal aspecto, somado à irrupção da gestação em meio à construção imaginária da maternidade no psiquismo da mulher, pode viabilizar um deslocamento do saber materno, uma vez que, impossibilitada do contato que gostaria de ter com seu bebê, permeada

---

[333] BRITO, Maria Haydée; PESSOA, Vera Lúcia Mendes de Paula. Um perfil da mãe prematura. *In*: MELGAÇO, Rosely Gazire (org.). *A ética na atenção ao bebê*: psicanálise, saúde, educação. São Paulo: Casa do Psicólogo, 2006, p. 115-123.

[334] AGMAN, M.; DRUON, Catherine; FRICHET, Anne. Intervenções psicológicas em neonatologia. *In*: WANDERLEY, Daniele de Brito (org.). *Agora eu era o rei*: os entraves da prematuridade. Salvador: Ágalma, 1999, p. 17-34.

pelas intercorrências orgânicas de seu filho e pela insegurança que o momento traz, acaba por apresentar dificuldade em ler suas produções e de simbolizá-las, como destaca Hortência:

> [...] elas falam que eu vou ter que cuidar sozinha dele, que é normal. Da minha primeira filha foi normal, ganhei normal, fiquei três dias no hospital, veio comigo, cuidei sozinha, mas dava medo também, mas de prematuro é muito mais medo, é mais difícil, parece ser legal, mas não é não, você pegar, cuidar, dar banho, é muito pequeno, tem sempre o risco dele morrer [...]. Cada hora é uma coisa, a gente tem que ver se ele tá ficando molinho, tem que observar, imagina se ele ficasse igual quando teve a parada, como eu ia fazer? É melhor que fique aqui, pra eu não ter que voltar mais, porque ele é esperto, não é qualquer coisinha que já para de mexer, ele é esperto, aí a gente acha que tá tudo normal, mesmo ele passando mal. Então, como que eu vou saber? [...] as enfermeiras sabem, mas eu não sei.

Na passagem destacada, Hortência deixa claro o impedimento que apresenta de ler as produções de seu bebê e de tentar significá-las. Ao menor sinal demonstrado por seu filho da existência de uma importante fragilidade orgânica, a mãe deposita o saber total na equipe de saúde, deslocando-se de seu saber enquanto mãe. Vivencia, como se houvesse uma barreira simbólica em virtude da gravidade da saúde de seu filho, uma interdição de sentir-se mãe de seu bebê.[335]

Esse deslocamento do saber materno não é encontrado em sua totalidade nas entrevistadas, uma vez que algumas delas, mesmo tendo ciência do discurso médico que se faz contundente em uma situação de reanimação neonatal, arriscam colocar seu saber à mostra, como nota-se a seguir:

> **Jasmim:** [...] teve que reanimar ele mesmo, mas em minha opinião, foi porque ele pegou alguma "gripinha", alguma coisa, porque ele estava espirrando muito, eu até comentei com a médica ontem que ele estava espirrando muito [...].

---
[335] Ibidem.

> *Petúnia:* As médicas estavam explicando que saiu um resíduo verde do estômago, até que ele está com o abdômen meio estufadinho, distendido e pode ser do leite ou não. Eu estava conversando com a médica e a lembrei que sábado passado ele também estava do mesmo jeito, sem ter aumentado a quantidade de leite. Ela concordou comigo e disse que iriam ver. Deram o leite para ele agora para ver o que pode ser, porque enquanto ele estava em jejum não tinha esse sintoma, ela disse que pode ser do leite ou não [...].

No entanto, ainda que as mães busquem colocar seu saber, de alguma forma, em evidência, a literatura traz que as limitações existentes entre a mãe e o bebê, originárias tanto da própria situação de hospitalização do bebê como também da interrupção da gestação, dificultam que ela exerça as operações que implicam a função materna, assim como a "preocupação materno-primária", estado psicológico próprio da maternidade.

Tais operações constituem-se da *Suposição do Sujeito*, do *Estabelecimento da Demanda*, da *Alternância Presença-Ausência* e da *Alteridade*[336], sendo que, nos primeiros meses de vida, as primeiras operações são as mais presentes. Mesmo com todas as dificuldades intrínsecas ao instante de hospitalização de seus bebês e, como sublinhado no aporte teórico, com os entraves trazidos por esse momento ao estabelecimento de tais operações, é possível encontrá-las nos discursos das mães quando elas assim comentam:

> *Íris:* Ela está lá, lutando cada dia mais, quando ela quiser vamos embora [...].

> *Hortência:* Porque ele é esperto, não é qualquer coisinha que já para de mexer, ele é esperto, está tentando sobreviver [...].

> *Dália:* Ela é muito esperta, ela se mexe toda. Eu a coloco de um jeito, viro a cabecinha para cá e ela não quer, ela não vai ficar, ela vai virar a cabeça para o lado que ela

---
[336] JERUSALINSKY, Julieta. *Enquanto o futuro não vem*: a psicanálise na clínica interdisciplinar com bebês. Salvador: Álgama, 2002.

*quer e vai se ajeitar do jeito dela, não adianta arrumá-la. Esses dias eu a peguei, e ela virava a cabecinha para lá, virava para cá, até que ela ergueu os dois bracinhos e fez assim [***mostra com os braços embaixo da cabeça, como se fosse de bruços***], ela queria dormir desse jeito [...]* (grifo nosso).

Nas falas anteriores, nota-se a presença marcante da primeira operação da função materna, a *Suposição do Sujeito*, posto que as participantes destacadas nos trechos transcritos colocam a autoria de ações, que poderiam ser pensadas como reflexos involuntários, ao bebê, apostando neles a existência de um sujeito de desejo, o qual promove ações voluntárias.

Contudo, pouco se pôde observar o *Estabelecimento da Demanda*, operação importante tanto para o desenvolvimento psíquico do bebê como também para o encontro da mãe em sua função na maternagem. Em outras palavras, essas mães, dentro da condição de hospitalização do neonato, deslocam-se, em sua maioria, de seu saber inconsciente, não conseguindo interpretar as ações do bebê como se fossem a elas dirigidas ou um apelo a elas por algo.

Esse aspecto é bastante importante na reflexão sobre a mãe na prematuridade de seu bebê; pois, na *Suposição de Sujeito*, a mãe crê em um saber no bebê, o saber está do lado dele. Em outras palavras, ele sabe sobre si, sobre a posição em que deseja ficar, como exemplificado na fala anterior. A mulher consegue fazer essa operação por conferir ao bebê uma atribuição fálica, quando o bebê ocupa o lugar de objeto de desejo materno, mas não completamente, uma parte de seu desejo escapa e o bebê torna-se um enigma para essa mulher.

Já no *Estabelecimento da Demanda*, operação pouco encontrada nas entrevistadas, o saber está do lado da mãe, visto que é ela quem confere sentido a determinada ação do bebê e a significa como um apelo, em uma leitura, a partir de seu saber. A partir desse aspecto, pode-se entender a fragilidade e a insegurança que essa mulher apresenta na possibilidade do exercício de sua função, uma vez que, nos casos de internamento, o saber não está nela, na maioria das vezes, enquanto agente materno, mas na equipe de saúde. Ela não consegue, na maioria das vezes, significar um choro ou qualquer outra manifestação de seu bebê, como um apelo a ela.

Junta-se a isso outro aspecto próprio da maternagem, a "preocupação materna primária", a qual tem origem no início da gestação, acentua-se ao final dela, perdura até meses após o nascimento e coloca a mulher em um estágio de sensibilidade e identificação com seu bebê, o que viabiliza a capacidade de leitura das necessidades e demandas de seu filho.[337]

Porém, devido às condições adversas, é muito difícil que as mães consigam atingir esse estágio durante a hospitalização de seu bebê[338,339]; ou, como colocado por Szejer[340], nas mães de bebês prematuros, é possível encontrar uma "preocupação materna primária" muito forte, mas que, por não poder se aproximar muito do bebê e proporcionar os cuidados que desejava, esse estágio acaba se desfazendo.

Sobre isso, pôde-se apreender que essas mães apresentavam, a despeito de toda a dificuldade inerente à situação do neonato, uma configuração de uma "preocupação materna primária", uma vez que se trata de um aspecto materno que continua em configuração após o nascimento do bebê. Destaca-se esse aspecto nos recortes:

> *Violeta: Eu, como mãe, estou acreditando que está tudo bem mesmo, porque eu estou ali com ela, eu estou vendo que ela está bem [...].*

> *Dália: [...] fico pensando: "será que ela está bem? Será que estão cuidando dela direitinho? Será que estão a deixando chorar?". Eu quero estar sempre perto para ela*

---

[337] WINNICOTT, Donald Wood. A preocupação materna primária. *In*: WINNICOTT, Donald Wood. *Da pediatria à psicanálise*: obras escolhidas. Tradução de D. Bogomoletz. Rio de Janeiro: Imago, 2000, p. 399-405.

[338] GOMES, Ana Lúcia Henrique. Vínculo mãe-bebê pré-termo: as possibilidades de interlocução na situação de internação do bebê. *Estilos da Clínica*, v. 6, n. 10, p. 89-100, 2001. Disponível em: DOI: https://doi.org/10.11606/issn.1981-1624.v6i10p89-100. Acesso em: 21 abr. 2018

[339] AGMAN, M.; DRUON, Catherine; FRICHET, Anne. Intervenções psicológicas em neonatologia. *In*: WANDERLEY, Daniele de Brito (org.). *Agora eu era o rei*: os entraves da prematuridade. Salvador: Ágalma, 1999, p. 17-34.

[340] SZEJER, Myrian. Nasce-se pelo menos duas vezes. *In*: SZEJER, Myrian. *Palavras para nascer*: a escuta psicanalítica na maternidade. São Paulo: Casa do Psicólogo, *1999*. p. 53-127.

> *saber que eu estou aqui, eu converso bastante com ela, canto as musiquinhas que eu cantava a ela na barriga e ela abre o olho e fica prestando atenção, olhando assim e prestando atenção [...].*

Ambas as entrevistadas, Violeta e Dália, mostram uma preocupação com a saúde de suas filhas. Violeta ressalta que corrobora o diagnóstico médico de que a filha está bem, uma vez que ela está acompanhando e ressalta seu saber quando diz: *"Eu, como mãe [...]"*. Da mesma forma Dália, que apresenta preocupação sobre os cuidados com sua filha por parte da equipe médica, principalmente quando ela está em sua casa.

Um fator bastante importante da preocupação materna primária é a identificação das mães com seus bebês, para que, a partir disso, ela possa ler suas produções e conferir um sentido aos choros e ao que ele quer expressar. Encontra-se, nos achados, um indício de uma identificação das mães com seus bebês, quando elas assim ressaltam:

> ***Amor-perfeito:*** *[...] e para a gente não é fácil, porque a dor que ele sente a gente sente, tudo o que acontece com ele dói demais em mim [...].*

> ***Violeta:*** *[...] agora que eu estou tendo mais contato, ficando mais com ela, já estou trocando-a, agora que eu vejo que ela precisa mais de mim, fico com dó de vê-la, porque a gente vê que ela quer sugar, ela fica chorando e não pode amamentar ainda [...].*

Pela fala de Amor-perfeito, constata-se que ela sublinha sentir o que o filho está sentindo, fato que denota um princípio de identificação tão importante. Isso nos sinaliza que há alguma organização da preocupação materna primária.

Da mesma maneira, Violeta relata que, em virtude da melhora do quadro de saúde da criança, esta foi encaminhada para a Ucin (Unidade de Cuidados Intermediários Neonatal), lugar onde, devido à menor necessidade de aparelhos médicos para monitoramento, se permite uma maior aproximação de sua filha e, em razão dessa mudança, pôde encarregar-se de alguns de seus cuidados básicos, como a troca de fraldas, e ressalta, inclusive, poder interpretar o choro de sua filha, como um choro de fome e uma vontade de sugar, começando a dar uma significação para as produções de seu bebê.

6.4.5 A "preocupação médico-primária"

No entanto, é comum encontrar, no ambiente de reanimação neonatal, mães que, por estarem impossibilitadas de exercerem a preocupação materna primária, encontram outra forma de cuidarem de seus filhos, de exercerem sua função. São mães que olham os monitores, questionam o prontuário de seus filhos, acabam aprendendo e conversando entre si por meio dos termos médicos.[341]

Para além de uma inquietação e cuidado com o estado de saúde de seu bebê, a mãe de prematuro pode desenvolver um estado psíquico denominado de "preocupação médico-primária", a fim de contornar os obstáculos que se apresentam ao seu lugar de mãe. Esse estado configura-se como um mecanismo de transição em que ela tenta reaver a competência abalada pelo nascimento prematuro de seu filho e estabelecer uma interação com ele.[342]

Esse aspecto das mães foi bastante presente durante as entrevistas, podendo ser identificado nas falas a seguir:

> *Petúnia:* [...] quando eu estou em casa fico pensando no barulho daquelas máquinas, uma coisa tão ruim, porque quando ela começa a apitar muito você sabe que o bebezinho não está bem [...].

> *Jasmim:* [...] vi que aquele negócio que fica lá mostrando quando está respirando certinho chegou a zero [...].

---

[341] AGMAN, M.; DRUON, Catherine; FRICHET, Anne. Intervenções psicológicas em neonatologia. In: WANDERLEY, Daniele de Brito (org.). *Agora eu era o rei*: os entraves da prematuridade. Salvador: Ágalma, 1999, p. 17-34.

[342] MORSCH, Denise Streit; BRAGA, Maria Cristina de Almeida. À procura de um encontro perdido: o papel da "preocupação médico-primária" em UTI neonatal. *Revista Latinoamericana de Psicopatologia Fundamental*, v. 10, n. 4, p. 624-636, dez. 2007. Disponível em: DOI: https://doi.org/10.1590/S1415-47142007000400005. Acesso em: 6 mar. 2019.

> *Dália: [...] então eu chego já bato o olho no monitor e vejo a frequência. Eu cheguei aqui anteontem, a frequência cardíaca estava em 190 batimentos, ela estava dormindo, quietinha, eu pensei que tinha alguma coisa errada, estava muito alta, já pensei em infecção e em tudo que poderia ser [...].*

6.4.6 Ser mãe de um bebê prematuro

A partir desses recortes, é possível, portanto, compreender que, apesar de todas as dificuldades enfrentadas pelas mães de prematuros, há um esforço psíquico de encontrar um meio de exercer sua função, de estabelecer um vínculo com seu filho, mesmo que seja por meio da "preocupação médico-primária".

Essas mães possuem, dessa maneira, como ressalta a literatura, a função materna, no entanto, devido às circunstâncias, não conseguem exercê-la em sua completude, ainda podem sentir dificuldades em exercer a maternidade por completo com seus pequenos bebês enquanto ele está sendo atendido no setor de reanimação neonatal.[343,344]

Assim, ao serem questionadas sobre o que é ser mãe de um bebê prematuro, tendo em vista esses impedimentos, elas destacam:

> *Hortência: [...] nunca tive um bebê assim, então é como se fosse o meu primeiro filho, é como se eu fosse mãe de primeira viagem, já sou mãe de quatro, mas é como se fosse mãe pela primeira vez, muito complicado ser mãe de prematuro, porque a gente fica com medo o tempo todo, mas de prematuro é muito mais medo [...].*

> *Íris: [...] é muito triste, não tem nem o que falar [...].*

---

[343] AGMAN, M.; DRUON, Catherine; FRICHET, Anne. Intervenções psicológicas em neonatologia. *In*: WANDERLEY, Daniele de Brito (org.). *Agora eu era o rei*: os entraves da prematuridade. Salvador: Ágalma, 1999, p. 17-34.

[344] BRITO, Maria Haydée; PESSOA, Vera Lúcia Mendes de Paula. Um perfil da mãe prematura. *In*: MELGAÇO, Rosely Gazire (org.). *A ética na atenção ao bebê*: psicanálise, saúde, educação. São Paulo: Casa do Psicólogo, 2006, p. 115-123.

> **Violeta:** [...] é uma experiência assim difícil, é difícil [...].
>
> **Dália:** [...] a gente fica muito preocupada com o amanhã [...].

Dália ainda complementa com um sentimento de arrependimento quando diz:

> [...] eu devia ter curtido mais a minha barriga, ter conversado mais com ela, ter aproveitado melhor o tempo que eu estive com ela na barriga, mas como eu pensava que eu iria ter todo o tempo, que eu iria completar as 38 ou 39 semanas, a gente vai às vezes postergando as coisas, vai deixando para depois e às vezes não tem depois, eu só tinha o agora mesmo [...].

Diante disso, dessas vivências e dos medos pelos quais as mães de prematuros passam, é comum que elas apresentem algumas condutas futuras com seus bebês. Salles[345] destaca que, devido a possíveis fantasias dessas mulheres de erros maternos que puderam afetar o bebê e a gestação, podem-se encontrar algumas atitudes, como a superproteção e a eterna gestação simbólica da criança, ou seja, as mães podem demorar a perceber que seus filhos não são mais prematuros.

Quando interrogadas a respeito do que imaginam para seus filhos, como pensam que irão agir, em quase a totalidade das entrevistas, constatou-se falas que indicam, provavelmente, que elas apresentariam uma acentuada superproteção, como um mecanismo de compensação por todo o sofrimento pelo qual a criança passou em seu nascimento e hospitalização. Elas destacam:

> **Tulipa:** [...] depois a gente tem medo de levar para escola, medo da creche, com muitos amigos, com medo de viver em casa, a gente pensa em tudo para protegê-los [...].
>
> **Bromélia:** [...] depois chega em casa e deixa a criança lá chorando à toa, aí não dá, o tempo que eu tiver darei a ele [...].

---

[345] SALLES, Ana Cristina T. da Costa. A mãe e seu filho doente. *Epistemiossommática*: publicação do Departamento de Psicologia e Psicanálise do Hospital Mater Dei, Belo Horizonte, v. 2, 1992.

> **Jasmim:** *[...] eu nunca terei coragem de bater nele, nem de chamar a atenção, se quiser mamar até os dez anos, ele pode ficar à vontade, ele quem manda [...].*

> **Violeta:** *[...] vou cuidar bem mais, é um motivo mais forte para eu dar mais atenção, mais amor, mais cuidados a ela [...].*

Tulipa, ao pontuar: *"[...] com medo de viver em casa [...]"*, permite-nos entrever a insegurança que apresentava, no momento da entrevista, de levá-lo para casa, questionando-se se conseguiria cuidar de seu bebê.

Dália demonstra um desejo de aproveitar ao máximo o "tempo perdido" com sua filha, seja na barriga, como ela destacou na fala anterior, seja no colo, dizendo da permanência da criança no colo materno o máximo de tempo possível:

> *[...] a criança está chorando, a mãe está lavando a louça ou fazendo alguma outra coisa e deixa chorar, acha que deixar chorar é bom. Eu já não penso assim, depois que a G. nasceu prematura, eu penso que se ela quiser colo, darei o colo para ela, porque a hora que ela estiver com um ano ela não vai mais querer, ela vai querer só ir para o chão [...].*

Para concluir, é importante destacar, a respeito da maternidade de bebês prematuros, o que trouxe Dália: *"[...] ser mãe de prematuro é aquela sensação de útero vazio antes do tempo, o útero está vazio e o ninho está vazio lá em casa [...]"*.

Essa fala de Dália denota, com bastante propriedade, o sentimento presente nas mães de bebês prematuros e, em especial, dos prematuros sobre os quais a presente pesquisa se debruça. Ao falar que *"[...] ser mãe de prematuro é aquela sensação de útero vazio antes do tempo [...] e o ninho está vazio lá em casa [...]"*, essa mãe destaca a questão da irrupção de um parto não esperado, em que o útero fica vazio antes do programado.

Fica evidente, diante dessas palavras, o corte no que estava sendo esperado, a antecipação de lugares que estavam por se organizar, sejam estes lugares físicos, como o quartinho, como também os lugares simbólicos, os quais marcam que o bebê não está nesse "ninho"; ele existe, mas está vazio, o lugar de vivenciar a função materna em sua totalidade ainda não está completo. A mãe do bebê prematuro vive, portanto, uma situação limítrofe, de incerteza e de insegurança em relação ao exercício de sua função.

Desse modo, percebe-se que situações como a prematuridade, principalmente a extrema, a qual promove entraves no nascimento da criança, podem revelar consequências para o exercício da função materna, uma vez que essas mães, apesar de realizarem manobras preciosas e de se esforçarem para ocupar seu lugar de mãe, acabam por sentirem-se destituídas, em grande parte, psiquicamente de seu saber devido à situação de hospitalização, mostram-se inseguras em relação ao exercício de sua função, além de apresentarem dificuldades no manejo de suas crianças no *Estabelecimento da Demanda*.

A maternidade dessas mulheres, com seus bebês hospitalizados e com risco iminente de morte, é constantemente ameaçada. Ainda que tentem operar estratégias para recobrir essa angústia, como a "preocupação médico-primária", ousa-se dizer que elas têm uma função materna limitada no hospital, aguardam o momento em que poderão realizá-la em sua completude.[346,347]

Em síntese, elas vivem um período em que não podem apropriar-se de seus filhos, entregues à equipe médica para cuidados, muitos deles básicos, que deveriam ser por elas realizados. Pouco conseguem saber sobre seus bebês, demonstram dificuldades em significar as ações de seus bebês, impedidas de tocarem, de acalentarem e, muitas vezes, de falarem com seus filhos em virtude de contingências da incubadora. A mãe do bebê prematuro encontra dificuldades em apropriar-se de seu papel na vida do seu filho e

---

[346] BALTAZAR, Danielle Vargas Silva; GOMES, Rafaela Ferreira de Souza; CARDOSO, Talita Beja Dias. Atuação do psicólogo em unidade neonatal: rotinas e protocolos para uma prática humanizada. *Revista da SBPH*, v. 13, n. 1, p. 2-18, jan-jun, 2010. Disponível em: http://pepsic.bvsalud.org/pdf/rsbph/v13n1/v13n1a02.pdf. Acesso em: 15 ago. 2018.

[347] DRUON, Catherine. Quel lien entre le bébé prématuré et ses parentes em médecine néonatale? *Revue Française de Psychosomatique*, v. 1, n. 41, 2012. Disponível em: DOI: https://doi.org/10.3917/rfps.041.0135. Acesso em: 20 mar. 2019.

de dar continuidade a toda a organização entre mãe e bebê que foi interrompida pela irrupção do parto antecipado.

Portanto, pode-se considerar que ela vive uma fase de função materna limitada, à espera de outros tempos, em que poderá levar seu filho para casa e lá desenvolver e ocupar o seu papel materno por completo na vida de seu bebê. Entretanto, faz-se necessário salientar a relevância, ainda no período de internamento da criança, de um acompanhamento psicológico dessa mãe, de maneira a valorizar seu papel materno e que ela possa ressignificar esse momento e apropriar-se, da melhor maneira que lhe for possível, do exercício de sua maternidade durante o período de internamento de seu bebê, resguardando as peculiaridades de cada caso.

6.5 A RELAÇÃO ENTRE AS MÃES E A EQUIPE HOSPITALAR

Embora esta temática não esteja contemplada nos objetivos desta pesquisa, adquiriu consistência de categoria em virtude de sua frequência nos relatos das entrevistadas e, portanto, devido à sua importância e magnitude, decidi abordar a questão da relação entre essas mulheres e a equipe hospitalar, seja enquanto gestantes, em um período de internamento antes do nascimento de seus filhos, na tentativa de impedir um parto prematuro, seja durante a hospitalização de seus bebês.

Pode-se apreender que o internamento de algumas dessas mulheres, prévio ao nascimento de seus filhos, a fim de que houvesse algum tempo de tratamento para que seus bebês não nascessem ainda mais prematuros, consiste em uma hospitalização atípica, pois houve o imprevisto do curso normal da gestação.

Nesse momento, há uma intensa fragilidade das mulheres, visto que estão em uma situação de intenso potencial traumático pela possibilidade de um parto antecipado, há a necessidade de tratamento médico a fim de que seja possível salvar suas vidas e a de seus bebês.

Assim, elas mostram-se bastante fragilizadas e têm um intenso contato com a equipe de saúde, o qual nem sempre ocorre de maneira tranquila entre ambas as partes, sendo que esse desconforto pode estender-se até a UTI Neonatal.

Nas entrevistas, houve relatos a respeito desse período prévio de internamento, nos quais se podem encontrar algumas queixas das pacientes a respeito das condutas e do tratamento ofertado.

A mãe Amor-perfeito ficou uma semana internada antes do nascimento de seu bebê, com 26 semanas, e assim relata sobre sua experiência no setor da Maternidade:

> *As enfermeiras falavam "é o útero que tá inchado, o útero que tá isso", cada uma falava uma coisa, uma delas falou: "vou chamar o médico", chamou uma interna. A interna fez o toque e falou: "vou lá conversar com o meu superior" e nunca mais voltou. Fiquei indignada, tudo mal-comunicado, cada um falava uma coisa, toda hora passava sonda e a gente fica ali igual um boneco, porque a gente sofreu demais, é difícil, porque cada uma falava uma coisa, não tem conversa, não falam as coisas para a gente, principalmente os médicos, eles nunca falavam, faziam as coisas e saíam [...].*

É possível perceber, dessa maneira, um sentimento de despersonalização, o qual é muito presente nos internamentos em instituições hospitalares. Esse sentimento é caracterizado por uma perda da identidade do indivíduo e de autonomia, que podem provocar comportamentos tanto de passividade como também de agressividade com a equipe de saúde.[348]

Essas mulheres, em sua hospitalização, estão envoltas pela ruptura de suas rotinas, bem como permeadas pelo medo e confusas, mostram esses sentimentos de despersonalização, como ressaltado por Amor-perfeito, quando ela diz: "[...] a gente fica ali igual a um boneco [...]".

---

[348] ISMAEL, Silvia Maria Cury. A inserção do psicólogo no contexto hospitalar. *In*: ISMAEL, Silvia Maria Cury (org.). *A prática psicológica e sua interface com as doenças*. São Paulo: Casa do Psicólogo, 2005, p. 17-36.

Amor-perfeito traz um desencontro das informações a respeito de sua própria saúde e de seu bebê, o que indicava seu nervosismo, sem saber o que estava acontecendo. Sobre isso, Dália, cujo bebê nasceu com 32 semanas e que ficou três semanas hospitalizada antes do parto de sua filha, relata:

> [...] eu achei o pessoal muito atencioso, mas eles falam coisas precipitadamente para a gente, não confirmou nada, já chega e fala. Tem que comprovar que tem para você chegar e falar, depois vem e fala assim que não era aquele diagnóstico. Eu acho que nessa parte eles tinham que ter um pouco mais de cuidado para poder nos abordar, porque tem alguns problemas que quanto mais nervoso passar, pior [...].

Esses relatos nos fazem refletir sobre as dificuldades de comunicação entre os profissionais da saúde e as pacientes. Geralmente, eles utilizam linguagem técnica e, muitas vezes, apresentam dificuldade em transmitir as informações, desconsiderando as questões emocionais da paciente. No caso destas mulheres, parece que desconsideraram o momento que elas estavam vivenciando diante da interrupção precoce da gravidez e das implicações, tanto físicas quanto psíquicas, que isso poderia trazer para elas e para os bebês.

Entende-se que para a equipe de saúde é bastante dificultoso lidar com as situações cotidianas do ambiente hospitalar, uma vez que vivenciam, diariamente, situações que permeiam constantemente a vida e a morte, sentimentos ambivalentes de onipotência, proporcionados pela ciência que embasa o saber médico, como também de impotência, frente ao fracasso e à morte, que os leva à percepção da própria finitude.[349]

Além disso, vale salientar que os profissionais de saúde experimentam um desgaste emocional intenso em seu cotidiano de trabalho, o qual pode resultar em diversas doenças, irritabilidade, bem como a naturalização do sofrimento, tanto seu, com a rotina e a hierar-

---

[349] ANGERAMI-CAMON, Valdemar Augusto. *Psicologia da Saúde*: um novo significado para a prática clínica. São Paulo: Pioneira, 2002.

quização do trabalho, como também do paciente em questão. Essa naturalização consiste, provavelmente, em mecanismos psíquicos encontrados a fim de lidar com o pesado cotidiano no limiar entre a vida e a morte.[350]

Já no âmbito da Unidade Neonatal, nas situações de prematuridade extrema e de bebês muito prematuros, como destacado no decorrer deste trabalho, o bebê enfrenta, em razão de sua fragilidade orgânica, risco de morte iminente. Isso o coloca em uma situação de grande dependência de cuidados médicos prolongados, cuidados que, graças ao avanço da tecnologia, propiciam que bebês, antes compreendidos como organicamente incompatíveis com a vida, possam ser salvos.[351]

As mães desses bebês prematuros, dessa forma, acabam por tornarem-se espectadoras das cenas de outras pessoas a cuidarem de seus filhos e a exercerem um saber sobre sua saúde, na luta pela manutenção da vida. O estado de "preocupação médico-primária", demonstrado pela maioria das mães ali presentes, pode causar um desconforto à equipe de saúde, uma vez que pode sentir-se invadida e incomodada com as mães dos bebês.

Dessa forma, a relação entre as mães e a equipe é permeada, muitas vezes, por sentimentos de ambivalência, tanto por parte das mães como por parte da equipe. As mães atestam, de maneira inconsciente, que há outras mulheres que cuidam de seus filhos, mas que, por essa mesma razão, rivalizam com as enfermeiras, as quais ocupam o lugar em que elas gostariam de estar, mas estão impedidas devido à situação de hospitalização.[352] Tal aspecto pode ser identificado nas entrevistas realizadas, como revelado a seguir:

---

[350] SILVA, Claudia Osorio da. Trabalho e subjetividade no hospital geral. *Psicologia*: Ciência e Profissão, v. 18, n. 2, p. 26-33, 1998. Disponível em: DOI: https://doi.org/10.1590/S1414-98931998000200005. Acesso em: 24 maio 2019.

[351] MATHELIN, Catherine. *O sorriso da Gioconda*: clínica psicanalítica com bebês prematuros. Tradução de Procópio Abreu. Rio de Janeiro: Companhia de Freud, 1999.

[352] AGMAN, M.; DRUON, Catherine; FRICHET, Anne. Intervenções psicológicas em neonatologia. In: WANDERLEY, Daniele de Brito (org.). *Agora eu era o rei*: os entraves da prematuridade. Salvador: Ágalma, 1999, p. 17-34.

> *Tulipa:* [...] o carinho das enfermeiras com a gente ajuda nesse momento [...].
>
> *Bromélia:* [...] a doutora não teve muita educação quando falou comigo [...].
>
> *Violeta:* [...] as enfermeiras são bem claras com a gente, elas falam bem declaradamente, não é o que a gente quer ouvir, mas elas falam, é quando elas colocam a gente mais para baixo [...].

Por esses recortes, é possível perceber que as mães dos bebês oscilam entre uma gratidão e reconhecimento do trabalho da equipe, e uma reação de desaprovação das atitudes dessa mesma equipe. Como salientado, elas vivenciam inúmeros conflitos psíquicos e emocionais nesse momento de suas vidas, os quais influenciam suas atitudes e sentimentos no que tange àqueles que estão lutando, juntamente com elas, pela vida dos bebês hospitalizados.

Já do lado da equipe, esta realiza o máximo que a ciência permite para que esses bebês se recuperem, têm sob seus cuidados bebês muito fragilizados, os quais são considerados como um corpo a ser salvo, como um ser humano vir-a-ser e, por essa razão, a equipe de saúde foca sua atenção na manutenção do corpo físico, uma vez que essa urgência para a manutenção da vida nem sempre possibilita a existência de uma escuta apropriada entre equipe e os pais da criança.[353]

Para a clínica médica, o corpo é compreendido como uma máquina, a qual pode ser pesada, mensurada, consertada, em que o contato humano e o psiquismo acabam sendo pouco considerados. No entanto, as irrupções emocionais e os sintomas que apontam para o *Real* da morte podem causar um desconforto no corpo médico, pois seu saber é colocado em xeque.[354]

Dessa maneira, a equipe de saúde vivencia momentos de angústia pelo fato de a ciência não ter resposta para tudo, apesar dos

---

[353] ALMEIDA, Eliane Carnot de. O psicólogo no hospital geral. *Psicologia, Ciência e Profissão*, Brasília, v. 20, n. 3, p. 24-27, set. 2000. Disponível em: DOI: https://doi.org/10.1590/S1414-98932000000300005. Acesso em: 10 maio 2019.

[354] MORETTO, Maria Livia. *O que pode um analista no hospital?* São Paulo: Casa do Psicólogo, 2001.

avanços. Nada está garantido de antemão, cada criança irá reagir de uma forma e, por essa razão, cada membro da equipe lidará, à sua maneira, com o luto presente em seu trabalho cotidiano.

Para além dessa questão, a equipe de saúde ainda realiza sua tarefa sob o olhar dos pais, e precisa, muitas vezes, realizar manobras urgentes na presença das mães e isso promove o surgimento de inúmeras questões e desconfortos para os cuidadores. Sobre isso Mathelin[355] ressalta:

> Luta incessante contra a morte inadmissível de um lactente, contra os riscos de baixa de vigilância que acarretaria erros catastróficos, contra sua própria angústia, algumas vezes também contra os pais que parecem vir "incomodar" ou tornar mais difícil o trabalho da equipe terapêutica. Algumas vezes, até a luta aberta ou abafada pode se declarar na equipe quando certas decisões não são compreendidas.

Os desdobramentos das questões emocionais e psíquicas da equipe de saúde não foram abordados neste trabalho, entretanto acredita-se ser importante salientar, ainda que brevemente, o que a literatura traz a respeito de algumas atitudes da equipe que podem facilitar o enfrentamento desse momento tão doloroso da vida dessa mulher.

Birman[356] opõe-se à visão mecanicista que permeia o discurso médico destacando as dimensões simbólicas, éticas e políticas do processo de saúde-doença. Pelo fato de a saúde inscrever-se em um corpo que é simbólico, importa considerar, dentro do ambiente hospitalar e nesse contexto da maternidade em que se encontravam hospitalizadas as entrevistadas, uma maior humanização no atendimento ofertado, visto que isso pode colaborar para um período de estada na maternidade mais acolhedor para essa mulher, que já vivencia um momento de intenso sofrimento.

---

[355] MATHELIN, Catherine. *O sorriso da Gioconda*: clínica psicanalítica com bebês prematuros. Tradução de Procópio Abreu. Rio de Janeiro: Companhia de Freud, 1999. p. 81.
[356] BIRMAN, Joel. A Physis da saúde coletiva. *Physis*: Revista de Saúde Coletiva, v. 15, p. 11-16, 2005. Disponível em: DOI: https://doi.org/10.1590/S0103-73312005000000002. Acesso em: 15 maio 2019.

Na humanização dos atendimentos preconiza-se, sobretudo, um olhar para a dimensão subjetiva do paciente e para a maneira pela qual cada um consegue organizar e dar um sentido ao seu processo de saúde-doença, atentando para a singularidade, complexidade e individualidade de cada indivíduo.[357]

Para tanto, pode-se refletir sobre a conduta no setor da Maternidade, que impacta muito o psiquismo das mulheres que estão hospitalizadas, como a proibição da permanência de acompanhantes, como destacado pelos seguintes trechos:

> *Amor-perfeito:* [...] *eu não podia ficar com ninguém, isso que eu achei mais injusto, porque eu tinha que ficar de repouso absoluto e não podia ficar ninguém comigo, eu não podia levantar para pegar uma água. Não podia ter acompanhante. Depois que eu já tinha ganhado, tomado banho, aí que meu marido foi saber que o filho dele tinha nascido. Se ele tivesse ficado comigo, ou a minha mãe, e eu queria demais, ele já estaria sabendo. Isso que eu acho uma coisa errada, eu queria demais ele comigo [...].*

> *Violeta:* [...] *e eu estava sozinha, minha mãe estava no pronto-socorro, mas teve que ficar lá embaixo, não podia entrar ninguém. Não é bom a gente ficar aqui sozinha, não pode ficar acompanhante com a gente aqui, queria que alguém ficasse comigo [...].*

> *Dália:* [...] *não podia ficar com acompanhante, antes dela nascer eu ficava sozinha e ficar sozinha nessas horas é muito ruim, porque você não tem com quem falar [...].*

Logo, essas mulheres passam por situações bastante difíceis durante seu próprio internamento e algumas condutas tomadas pela equipe de saúde nesse momento podem impactar de maneira positiva a relação que essa mãe terá com a próxima equipe que irá cuidar de seu bebê.

---

[357] REIS, Alberto Olavo Advincula; MARAZINA, Isabel Victoria; GALLO, Paulo Rogério. A humanização na saúde como instância libertadora. *Saúde e Sociedade*, v. 13, dez. 2004. Disponível em: DOI: https://doi.org/10.1590/S0104-12902004000300005. Acesso em: 10 maio 2019.

Já no tocante à hospitalização do bebê, principalmente na prematuridade extrema, é imprescindível que, apesar das atitudes e reações emocionais da mulher, a equipe promova uma situação de acolhimento aos conflitos maternos, a fim de que essa mãe possa significar essa ocasião da melhor maneira que lhe é possível. Ainda que essa equipe necessite estar atenta às questões objetivas de seu trabalho, a dimensão subjetiva de cada mulher deve ser considerada.[358]

A equipe deve, portanto, promover uma escuta atenta, respondendo às questões colocadas pelos pais ao longo do internamento, além de esclarecer a eles o estado de saúde de seus bebês. Essas atitudes podem proporcionar que a ambivalência na relação entre pais e a equipe seja, ao menos, atenuada.[359,360]

Contudo, para que essa maior humanização e escuta oferecidas pela equipe de saúde sejam possíveis, é imprescindível que ela seja também cuidada e instrumentalizada por meio de um trabalho com um psicólogo, com reuniões de reflexões da equipe, por exemplo, sobre os acontecimentos cotidianos e sobre sua atuação, com uma escuta atenta e livre de interpretação por parte do profissional da psicologia.

Sustentar uma escuta, permeada pelo não saber, para que haja uma ressignificação simbólica das situações vivenciadas por parte da equipe, pode promover o atravessamento de diversas situações de difícil administração, uma vez que a ausência de rituais e dispositivos que, de alguma maneira, consigam dar um contorno a tais situações pode promover um aumento de tensões entre pais e equipe.[361,362]

---

[358] GOMES, Ana Lúcia Henrique. A relação mãe-bebê na situação de prematuridade extrema: possibilidades de intervenção da equipe multiprofissional. *Psicologia Hospitalar*, v. 2, n. 2, dez. 2004. Disponível em: http://www.cepsic.org.br/revista/3/artigos/v2n2a04.htm. Acesso em: 24 set. 2018.

[359] GOMES, Ana Lúcia Henrique. A relação mãe-bebê na situação de prematuridade extrema: possibilidades de intervenção da equipe multiprofissional. *Psicologia Hospitalar*, v. 2, n. 2, dez. 2004. Disponível em: http://www.cepsic.org.br/revista/3/artigos/v2n2a04.htm. Acesso em: 24 set. 2018.

[360] MATHELIN, Catherine. *O sorriso da Gioconda*: clínica psicanalítica com bebês prematuros. Tradução de Procópio Abreu. Rio de Janeiro: Companhia de Freud, 1999.

[361] HOLANDA, Suely Alencar Rocha de. Bebês prematuros na UTI: a maternidade em questão. *Estilos da Clínica*, v. 9, n. 16, p. 58-69, 2004. Disponível em: DOI: https://doi.org/10.11606/issn.1981-1624.v9i16p58-69. Acesso em: 18 abr. 2019.

[362] DIAS, Mariangela de Andrade Máximo.. Uma escuta psicanalítica em neonatologia. *In*: MELGAÇO, Rosely Gazire (org.). *A ética na atenção ao bebê*: psicanálise, saúde, educação. São Paulo: Casa do Psicólogo, 2006. p. 137-147.

7

PARA NÃO CONCLUIR

De maneira equivocada, muitos dizem que quando um bebê nasce, nasce uma mãe. Pois bem, isso não é verdade. O processo do tornar-se mãe de uma criança começa bem antes da existência desta no útero materno e prolonga-se por toda a vida, é um constante apropriar-se.

Para além da gestação orgânica do bebê, há a gestação psíquica. Esta é atravessada por diversas descobertas internas da mulher, mudanças em seu corpo, em seu psiquismo, em sua rotina, em sua carreira profissional, em suas relações familiares — em especial com sua mãe e com o(a) parceiro.

A transparência psíquica é implacável. A regressão psíquica e fragilidade da gestante se mostra às claras. Algumas apresentam maior facilidade de perceberem-se grávidas, outras menor. Algumas queriam muito essa gestação, outras nem tanto, ou até mesmo conseguem dizer do não desejo por essa gravidez — e é muito importante que tenham espaço para falar disso e aceitação da sociedade.

O puerpério, ou *baby blues*, é um momento crítico. Com o bebê fora do útero, desprotegido pelo corpo materno, a mulher e mãe em construção sente muito medo e insegurança. A fragilidade e castração humana se revelam de forma avassaladora. A mãe fica "fora de si", cada uma à sua maneira, e que importante é para ela poder ser acolhida, amparada e escutada nesse tempo em especial. E esse "fora de si" faz parte dessa construção materna, é fundamental que possa comparecer, é uma necessidade psicológica da construção da maternidade.

Pensar em todos esses aspectos em uma mulher cuja gestação foi interrompida em meio à transparência psíquica e a qual é lançada em um pós-parto em que a materialização do luto bate à porta a cada minuto é devastador. E é exatamente por isso que são mulheres que precisam ser escutadas, acolhidas, amparadas.

Por isso que minha pesquisa almejou investigar os sentimentos e as vivências de algumas mulheres frente ao nascimento prematuro de seus filhos, especificamente ao nascimento de bebês prematuros extremos e/ou muito prematuros, uma vez serem esses casos os que demandam não só mais cuidados médicos, mas também aqueles em que o limite entre a vida e a morte se faz mais presente, com a antecipação de diversos acontecimentos e a interrupção de tantos outros que estavam sendo sonhados e planejados para a chegada do bebê.

Pude constatar a força dessas mulheres, momento em que elas mesmas se sentem tão fracas. O medo que as assalta a cada segundo, a cada barulho diferente das máquinas, a cada aproximação do médico com notícias dos exames não é suficiente para retirá-las de seu lugar.

Lugar materno construído em meio ao caos, em meio a um medo acentuado, a um pós-parto insólito em todos os seus sentidos. Ainda assim elas conseguem, mesmo que de maneira fragilizada, ir ocupando gradativamente a função materna, não sem muitas dores.

Cabe-nos ainda destacar alguns interrogantes que surgiram no decorrer desta pesquisa, os quais podem servir como sugestões para futuras investigações, bem como elencar algumas observações e deduções, mas que se localizam para além do foco desta investigação.

No início desta obra destacou-se que a trajetória da história da humanidade não foi sem efeitos no entendimento da maternidade na atualidade, visto que esta passou de quase sem importância social, para uma função exclusiva da mulher — do binômio mãe-mulher — e, por fim, a uma etapa considerada como uma das vivências femininas durante toda a sua vida. No entanto, o papel e discurso femininos permanecem, ainda, fragilizados.

Percebeu-se que, durante o internamento de seus bebês, essas mulheres, por estarem destituídas de seu saber — em virtude da prevalência do discurso médico —, reivindicam um lugar dentro na Unidade Neonatal, tentam utilizar diversas maneiras para que sejam ouvidas pela equipe hospitalar.

Pelo fato de as mulheres estarem identificadas historicamente com um lugar em que seu discurso e seu lugar são enfraquecidos socialmente, é possível questionar se essa destituição do saber materno também não é influenciada historicamente. Desse modo, pergunta-se: se fosse com os pais dos bebês, o discurso e lugar paternos também ficariam em segundo plano dentro do âmbito hospitalar?

Em segundo lugar, destacam-se as causas da antecipação do parto. Em termos médicos e biológicos, são inúmeros os fatores, como elencados no curso desta pesquisa, os quais podem proporcionar esse acontecimento. No entanto, dá-se enfoque às questões psíquicas e emocionais que podem estar relacionadas com esse evento.

Entre as entrevistadas, mais da metade ressaltou que a gestação não tinha acontecido de forma planejada, já outras mencionaram que não queriam mais ter filhos, entretanto decidiram ficar grávidas considerando a dinâmica familiar, ou seja, companheiro, filhos, entre outros.

Pensando na ambivalência em relação à gestação, isto é, o conflito, na maioria das vezes, existente entre querer e desejar a gravidez, interroga-se sobre uma influência deste sentimento, somada aos fatores biológicos, no aporte para a irrupção do parto prematuro, uma vez que, em toda gestação, como destacado no curso do trabalho, há sempre uma pré-história da concepção, a qual se liga a questões inconscientes de cada mulher.

Essa questão poderia ser melhor investigada caso as mulheres entrevistadas estivessem em processo de análise. Entretanto, sem a intenção de chegar a uma conclusão ou de generalizações a respeito dessa temática, considera-se relevante mencionar que esses fatores podem estar presentes e ser suficientemente importantes para influenciar o processo do parto prematuro.

Chamou-nos a atenção, também, o fato de mais da metade das participantes terem apresentado um quadro de pré-eclâmpsia, sem antecedentes que o justificasse. Ainda que a hipertensão possa ser uma doença presente na gravidez, há que se considerar que esse aumento da pressão arterial pode ter sua origem em questões emocionais, as quais encontram no corpo uma via de expressão. Logo, esse fator pode ser um precursor do parto prematuro.

No entanto, para essa correlação, seria necessária uma consideração mais pormenorizada da história de vida de cada uma dessas mulheres, assim como suas respectivas peculiaridades. Esse aprofundamento fugia do escopo da presente pesquisa, a considerar que a causa de um parto prematuro deve ser observada no caso a caso e o sentido de cada parto prematuro deve ser investigado na história individual de cada mulher.

Indaga-se, ainda, sobre um possível desdobramento do trauma no psiquismo materno, fruto da não elaboração do parto prematuro, bem como das diversas questões emocionais apresentadas por essas mulheres. Essas questões, por conseguinte, quando não trabalhadas por uma escuta que a considere como um sujeito de desejo, que a acolha não pelo *discurso do mestre*, mas sim pelo *discurso do analista*, podem vir a promover futuras dificuldades no exercício da função materna, no vínculo mãe-bebê e consequentes psicopatologias da primeira infância.

Trabalhar as diversas questões emocionais que essas mães apresentam no curso dos acontecimentos com seu bebê é de extrema importância, visto que esses entraves emocionais maternos podem precipitar desorganizações na constituição psíquica do *infans*.

É imprescindível, portanto, que essa mulher possa significar ou ressignificar o evento potencialmente traumático, a fim de que ela dê algum contorno e outro sentido a tudo o que lhe aconteceu e está acontecendo no período de internamento de seu filho, e para que ela possa ressignificar esse momento, criar novas possibilidades subjetivas e, dessa maneira, esse trauma se inscreva como um trauma de outra ordem.

Esses cuidados devem ser para além do âmbito hospitalar. A sociedade como um todo deve se ocupar desses cuidados. Em nível mundial, há a campanha do novembro roxo — mês de sensibilização à prematuridade. Devemos nos lembrar que: onde há um bebê prematuro, o qual necessita de diversos cuidados orgânicos e psíquicos, há também uma mãe.

À época da pesquisa, a legislação brasileira ainda não havia se aprimorado frente à licença-maternidade das mães de bebês prematuros. Muitas delas precisavam retornar ao seu trabalho, vencidos os 120 dias de licença, com seus bebês ainda graves e em internamento.

Como é possível essa mulher conseguir trabalhar e ser produtiva nessa situação? Como é possível um bebê nessas condições ficar sem sua mãe?

Felizmente, a partir de 2022, o Supremo Tribunal Federal (STF), por meio da Portaria Conjunta n.º 28/2021, decidiu que a licença-maternidade começará a ser contada a partir da alta da mãe e/ou do bebê, aquela que acontecer por último, para internamentos acima de duas semanas, desde que haja uma relação entre o internamento e o parto. Uma conquista com muitas lutas e em meio a tantas outras melhorias ainda necessárias.

Como, por exemplo, a relevância de um trabalho de escuta e elaboração de questões psíquicas com a equipe de saúde a qual acompanha a mãe do bebê prematuro todos os dias, a responsável por relatar as notícias a respeito do bebê. Essa equipe tem um trabalho psíquico de significativa complexidade, por lidar constantemente com a tênue linha entre a vida e a morte do bebê, bem como com as reações dos pais e, em especial, da mãe da criança.

Finalmente, para que essa equipe possa acolher cada vez melhor essa mulher, a qual se encontra, na maior parte das vezes, em intenso sofrimento, é necessário o acolhimento psicológico inclusive desses profissionais. Procedimento que, acredita-se, beneficiará não só a relação dos pais com a equipe de saúde, como também fortalecerá essa mãe em seu papel materno, protegerá a constituição psíquica do bebê e, consequentemente, o futuro da sociedade.

Portanto, esta obra finaliza-se sem uma conclusão. Não há conclusões possíveis para uma questão psíquica que precisa urgentemente de apoio. Fica o desafio e reflexão colocados: as mães dos bebês prematuros têm sido acolhidas? Eis o desafio de nossos dias em nossa atividade profissional, seja da psicologia, seja da psicanálise. Leitor, o que você pode contribuir para mudar essa história?

REFERÊNCIAS

AGMAN, M.; DRUON, Catherine; FRICHET, Anne. Intervenções psicológicas em neonatologia. *In*: WANDERLEY, Daniele de Brito (org.). *Agora eu era o rei*: os entraves da prematuridade. Salvador: Ágalma, 1999, p. 17-34.

ALMEIDA, Eliane Carnot de. O psicólogo no hospital geral. *Psicologia, Ciência e Profissão*, Brasília, v. 20, n. 3, p. 24-27, set. 2000. Disponível em: DOI: https://doi.org/10.1590/S1414-98932000000300005. Acesso em: 10 maio 2019.

ANDRÉ, Serge. *O que quer uma mulher?* Rio de Janeiro: Jorge Zahar, 1998.

ANGERAMI-CAMON, Valdemar Augusto. *Psicologia da Saúde*: um novo significado para a prática clínica. São Paulo: Pioneira, 2002.

ANSERMET, François. *A clínica da origem*: a criança entre a medicina e a psicanálise. Rio de Janeiro: Ed. Contra Capa, 2003.

ANSERMET, François. O traumatismo anterior ao nascimento. *Opção Lacaniana Online*, v. 16, n. 6, p. 1-8, 2015. Disponível em: http://www.opcaolacaniana.com.br/pdf/numero_16/O_traumatismo_anterior_ao_nascimento.pdf. Acesso em: 15 jul. 2018.

ARIÈS, Philippe. *História social da criança e da família*. Rio de Janeiro: Zahar Editores, 1981.

AULAGNIER, Piera. *Um intérprete em busca de sentido*. São Paulo: Escuta, 1990.

AULAGNIER, Piera. Nacimiento de un cuerpo, inicio de una historia. *In*: HORSTEIN, Luis; AULAGNIER, Piera; PELENTO, María Lucila; GREEN, André; ROTHER, Maria Cristina.de Horstein; BIANCHI, Hugo; Dayan, Maurice; FRIZMAN, Joana Helena Bosoer (org.). *Cuerpo, historia, interpretación*: Piera Aulagnier: de lo originario al proyecto indentificatorio. Buenos Aires: Paidós, 1994, p. 117-170.

BADINTER, Elisabeth. *Um amor conquistado*: o mito do amor materno. Rio de Janeiro: Nova Fronteira, 1985.

BALTAZAR, Danielle Vargas Silva; GOMES, Rafaela Ferreira de Souza; CARDOSO, Talita Beja Dias. Atuação do psicólogo em unidade neonatal: rotinas e protocolos para uma prática humanizada. *Revista da SBPH*, v. 13, n. 1, p. 2-18, jan.-jun. 2010. Disponível em: http://pepsic.bvsalud.org/pdf/rsbph/v13n1/v13n1a02.pdf. Acesso em: 15 ago. 2018.

BARDIN, Laurence. *Análise de conteúdo*. Lisboa: Edições 70, 1977.

BATTIKHA, Ethel Cukierkorn. As palavras que alimentam a humanização: reflexões acerca da amamentação — uma experiência na UTIN. *In*: MELGAÇO, Rosely Gazire (org.). *A ética na atenção ao bebê*: psicanálise, saúde, educação. São Paulo: Casa do Psicólogo, 2006, p. 161-166.

BEAUVOIR, Simone de. *O Segundo Sexo*, v. I, II. Tradução de Sérgio Milliet. Rio de Janeiro: Nova Fronteira, 1980.

BELAGA, Guillermo. Presentación. *In*: BELAGA, Guillermo (org.). *La urgencia generalizada*: la práctica en el hospital. Buenos Aires: Grama, 2007, p. 9-30.

BENHAIM, Michèle. *Amor e ódio*: a ambivalência da mãe. Rio de Janeiro: Companhia de Freud, 2007.

BERTA, Sandra Letícia. *Escrever o trauma, de Freud a Lacan*. São Paulo: Annablume, 2015.

BERTA, Sandra Letícia. Localização da urgência subjetiva em psicanálise. *A Peste*: Revista de Psicanálise e Sociedade e Filosofia, n. 7, v. 1, jan.-jun. 2015. Disponível em: https://revistas.pucsp.br/index.php/apeste/article/view/30462/21073. Acesso em: 25 nov. 2018.

BIRMAN, Joel. *Cartografias do feminino*. São Paulo: Editora 34, 1999.

BIRMAN, Joel. *Gramáticas do erotismo*: a feminilidade e as suas formas de subjetivação em psicanálise. Rio de janeiro: Civilização Brasileira, 2001.

BIRMAN, Joel. A Physis da saúde coletiva. *Physis*: Revista de Saúde Coletiva, v. 15, p. 11-16, 2005. Disponível em: DOI: https://doi.org/10.1590/S0103-73312005000000002. Acesso em: 15 maio 2019.

BITTAR, Roberto Eduardo; ZUGAIB, Marcelo. Indicadores de risco para o parto prematuro. *Revista Brasileira de Ginecologia e Obstetrícia*, v. 31, n. 4, p. 203-209, abr. 2009. Disponível em: DOI: https://doi.org/10.1590/S0100-72032009000400008. Acesso em: 10 dez. 2017.

BRAZELTON, Terry B.; CRAMER, Bertrand G. *A relação mais precoce*: os pais, os bebês e a interação precoce. Portugal: Terramar, 1989.

BRAZELTON, Terry B.; CRAMER, Bertrand G. *As primeiras relações*. São Paulo: Martins Fontes, 1992.

BRITO, Maria Haydée; PESSOA, Vera Lúcia Mendes de Paula. Um perfil da mãe prematura. *In*: MELGAÇO, Rosely Gazire (org.). *A ética na atenção ao bebê*: psicanálise, saúde, educação. São Paulo: Casa do Psicólogo, 2006, p. 115-123.

BYDLOWSKI, Monique. *La dette de vie*: itinéraire psychanalytique de la maternité. Paris: Presses Universitaires de France, 1997.

CALDAS, Heloisa. Trauma e linguagem: acorda. *Opção Lacaniana Online*, v. 6, n. 16, p. 1-14, 2015. Disponível em: http://www.opcaolacaniana.com.br/pdf/numero_16/Trauma_e_linguagem_acorda.pdf. Acesso em: 25 maio 2018.

CALIL, Regina Célia Ciriano; ARRUDA, Sérgio Luiz Saboia. Discussão da pesquisa qualitativa com ênfase no método clínico. *In*: GRUBITS, Sonia; NORIEGA, José Ángel Vera (org.). *Método qualitativo*: epistemologia, complementaridades e campos de aplicação. Cap. VII. São Paulo: Vetor, 2004, p. 173-213.

CAMPBELL, Joseph. *O poder do mito*. São Paulo: Palas Athena, 1990.

CAMPOS, Claudinei José Gomes. Método de análise de conteúdo: ferramenta para a análise de dados qualitativos no campo da saúde. *Revista Brasileira de Enfermagem*, v. 57, n. 5, out. 2004. Disponível em: DOI: https://doi.org/10.1590/S0034-71672004000500019. Acesso em: 8 nov. 2018.

CASEY, James. *A história da família*. São Paulo: Ática, 1992.

CHATEL, Marie-Magdeleine. *Mal-estar na procriação*: as mulheres e a medicina da reprodução. Rio de Janeiro: Campo Matêmico, 1995.

CHAVES, Wilson Camilo. O estatuto do real em Lacan: os primeiros escritos ao seminário VII: a ética da psicanálise. *Paidéia*, v. 16, n. 34, p. 161-168, maio 2006. Disponível em: DOI: https://doi.org/10.1590/S0103-863X2006000200004. Acesso em: 14 ago. 2018.

CHODOROW, Nancy. *Psicanálise da Maternidade*: uma crítica a Freud a partir da mulher. Rio de Janeiro: Rosa dos Tempos, 1990.

CINTRA, Elisa Maria Ulhôa. A questão da crença versus a questão da fé: articulações com a Verleugnung freudiana. *Psicologia em Revista*, v. 10, n. 15, p. 43-56, 2004. Disponível em: http://ibict.pucminas.br/index.php/psicologiaemrevista/article/view/195/206. Acesso em: 20 fev. 2019.

CONDE, Ana; FIGUEIREDO, Barbara. Ansiedade na gravidez: implicações para a saúde e desenvolvimento do bebê e mecanismos neurofisiológicos envolvidos. *Acta Pediátrica Portuguesa*, v. 1, n. 36, p. 41-49, 2005. Disponível em: https://repositorium.sdum.uminho.pt/handle/1822/4646. Acesso em: 18 maio 2018.

CORREIA, Maria de Jesus. Sobre a maternidade. *Análise Psicológica*, v. 16, n. 3, p. 365-371, 1998. Disponível em: https://repositorio.ispa.pt/handle/10400.12/5739. Acesso em: 14 dez. 2017.

DATASUS. *Painel de monitoramento de nascidos vivos*. Disponível em: http://plataforma.saude.gov.br/natalidade/nascidos-vivos/2022. Acesso em: 23 jul. 2023.

DEBRAY, Rosine. *Mães em revolta*. Porto Alegre: Artes Médicas, 1988.

DIAS, Mariangela de Andrade Máximo. Uma escuta psicanalítica em neonatologia. *In*: MELGAÇO, Rosely Gazire (org.). *A ética na atenção ao bebê*: psicanálise, saúde, educação. São Paulo: Casa do Psicólogo, 2006, p. 137-147.

DOLTO, Françoise. *No jogo do desejo*: ensaios clínicos. Rio de Janeiro: Zahar, 1984.

DRUON, Catherine. Ajuda ao bebê e aos seus pais em terapia intensiva neonatal. *In*: WANDERLEY, Daniele de Brito (org.). *Agora eu era o rei*: os entraves da prematuridade. Salvador: Ágalma, 1999, p. 35-54.

DRUON, Catherine. Quel lien entre le bébé prématuré et ses parents em médecine néonatale? *Revue Française de Psychosomatique*, v. 1, n. 41, 2012. Disponível em: DOI: https://doi.org/10.3917/rfps.041.0135. Acesso em: 20 mar. 2019.

EMIDIO, Thassia Souza. *Diálogos entre feminilidade e maternidade*: um estudo sob o olhar da mitologia e da psicanálise. São Paulo: Editora Unesp, 2011.

EMIDIO, Thassia Souza; HASHIMOTO, Francisco. Poder feminino e poder materno: reflexões sobre a construção da identidade feminina e da maternidade. *Colloquium Humanarum*, v. 5, n. 2, p. 27-36, dez. 2008. Disponível em: DOI: https://doi.org/10.5747/ch.2008.v05.n2.h057. Acesso em: 12 out. 2018.

FERENCZI, Sándor. *Diário Clínico*. São Paulo: Martins Fontes, 1990.

FERENCZI, Sándor. Reflexões sobre o trauma. *In*: FERENCZI, Sándor. *Obras completas*. IV. São Paulo: Martins Fontes, 1992.

FERRARI, Andrea Gabriela; DONELLI, Tagma Marina Schneider. Tornar-se mãe e prematuridade: considerações sobre a constituição da maternidade no contexto do nascimento de um bebê com muito baixo peso. *Contextos Clínicos*, v. 3, n. 2, p. 106-112, dez. 2010. Disponível em: http://pepsic.bvsalud.org/scielo.php?script=sci_arttext&pid=S1983-34822010000200004. Acesso em: 15 fev. 2018.

FERRARI, Andrea Gabriela; PICININI, Cesar Augusto; LOPES, Rita Sobreira. O narcisismo no contexto da maternidade: algumas evidências empíricas. *Psico*, v. 37, n. 3, set./dez. 2006. Disponível em: http://revistaseletronicas.pucrs.br/ojs/index.php/revistapsico/article/view/1448/1136. Acesso em: 23 ago. 2018.

FONSECA, Luciana Mara Monti; SCOCHI, Carmen Gracinda Silvan. *Cuidados com o bebê prematuro*: orientações para a família. Ribeirão Preto: FIERP 2012.

FORNA, Aminatta. *Mãe de todos os mitos*: como a sociedade modela e reprime as mães. Rio de Janeiro: Ediouro, 1999.

FREUD, Sigmund. *Edição Standard Brasileira das Obras Psicológicas Completas de Sigmund Freud. Volume II: Estudos sobre a Histeria (1893-1899)*. Rio de Janeiro: Imago Editora, 2006.

FREUD, Sigmund. *Edição Standard Brasileira das Obras Psicológicas Completas de Sigmund Freud. Volume VII: Um Caso de Histeria, Três Ensaios sobre a Sexualidade e outros Trabalhos (1901-1905)*. Rio de Janeiro: Imago Editora, 2006.

FREUD, Sigmund. *Edição Standard Brasileira das Obras Psicológicas Completas de Sigmund Freud. Volume IX: Sobre as teorias sexuais das crianças (1908)*. Rio de Janeiro: Imago Editora, 2006.

FREUD, Sigmund. *Edição Standard Brasileira das Obras Psicológicas Completas de Sigmund Freud. Volume XIV: Sobre o narcisismo: uma introdução (1914)*. Rio de Janeiro: Imago Editora, 2006.

FREUD, Sigmund. *Edição Standard Brasileira das Obras Psicológicas Completas de Sigmund Freud. Volume XIV: Luto e Melancolia (1915-1917)*. Rio de Janeiro: Imago Editora, 2006.

FREUD, Sigmund. *Edição Standard Brasileira das Obras Psicológicas Completas de Sigmund Freud. Volume XV: Conferências introdutórias sobre a Psicanálise (1916-1917)*. Rio de Janeiro: Imago Editora, 2006.

FREUD, Sigmund. *Edição Standard Brasileira das Obras Psicológicas Completas de Sigmund Freud. Volume XVIII: Além do princípio do prazer (1920)*. Rio de Janeiro: Imago Editora, 2006.

FREUD, Sigmund. *Edição Standard Brasileira das Obras Psicológicas Completas de Sigmund Freud. Volume XIX: Organização genital infantil: uma interpolação na teoria da sexualidade (1923)*. Rio de Janeiro: Imago Editora, 2006.

FREUD, Sigmund. *Edição Standard Brasileira das Obras Psicológicas Completas de Sigmund Freud. Volume XIX: A Dissolução do Complexo de Édipo (1924)*. Rio de Janeiro: Imago Editora, 2006.

FREUD, Sigmund. *Edição Standard Brasileira das Obras Psicológicas Completas de Sigmund Freud. Volume XX: Inibições, sintoma e ansiedade (1925-1926)*. Rio de Janeiro: Imago Editora, 2006.

FREUD, Sigmund. *Edição Standard Brasileira das Obras Psicológicas Completas de Sigmund Freud. Volume XXI: O futuro de uma ilusão (1927)*. Rio de Janeiro: Imago Editora, 2006.

FREUD, Sigmund. *Edição Standard Brasileira das Obras Psicológicas Completas de Sigmund Freud. Volume XXI: Sobre a sexualidade feminina (1931)*. Rio de Janeiro: Imago Editora, 2006.

GOMES, Ana Lúcia Henrique. A relação mãe-bebê na situação de prematuridade extrema: possibilidades de intervenção da equipe multiprofissional. *Psicologia Hospitalar*, v. 2, n. 2, dez. 2004. Disponível em: http://www.cepsic.org.br/revista/3/artigos/v2n2a04.htm. Acesso em: 24 set. 2018.

GOMES, Ana Lúcia Henrique. Vínculo mãe-bebê pré-termo: as possibilidades de interlocução na situação de internação do bebê. *Estilos da Clínica*, v. 6, n. 10, p. 89-100, 2001. Disponível em: DOI: https://doi.org/10.11606/issn.1981-1624.v6i10p89-100. Acesso em: 21 abr. 2018.

HOLANDA, Suely Alencar Rocha de. Bebês prematuros na UTI: a maternidade em questão. *Estilos da Clínica*, v. 9, n. 16, p. 58-69, 2004. Disponível em: DOI: https://doi.org/10.11606/issn.1981-1624.v9i16p58-69. Acesso em: 18 abr. 2019.

IACONELLI, Vera. Luto insólito, desmentido e trauma: clínica psicanalítica com mães de bebês. *Revista Latinoamericana de Psicopatologia Fundamental*, v. 10, n. 4, p. 614-623, 2007. Disponível em: DOI: https://doi.org/10.1590/S1415-47142007000400004. Acesso em: 4 set. 2018.

ISMAEL, Silvia Maria Cury. A inserção do psicólogo no contexto hospitalar. *In*: ISMAEL, Silvia Maria Cury (org.). *A prática psicológica e sua interface com as doenças*. São Paulo: Casa do Psicólogo, 2005, p. 17-36.

JERUSALINSKY, Julieta. Do neonato ao bebê: a estimulação precoce vai à UTI neonatal. *Estilos da Clínica*, v. 5, n. 8, p. 49-63, 2000. Disponível em: DOI: https://doi.org/10.11606/issn.1981-1624.v5i8p49-63. Acesso em: 18 dez. 2017.

JERUSALINSKY, Julieta. *Enquanto o futuro não vem*: a psicanálise na clínica interdisciplinar com bebês. Salvador: Ágalma, 2002.

JORGE, Marco Antonio Coutinho. *Fundamentos da psicanálise de Freud a Lacan*: as bases conceituais. Rio de Janeiro: Zahar, 2000.

KEHL, Maria Rita. *Deslocamentos do feminino*: a mulher freudiana na passagem para a modernidade. Rio de Janeiro: Imago, 2008.

KITZINGER, Sheila. *Mães*: um estudo antropológico da maternidade. Lisboa: Presença, 1978.

KLÜBER-ROSS, Elisabeth. *Sobre a morte e o morrer*. São Paulo: Editora WMF Martins Fontes, 2018.

KOVÁCS, Maria Júlia. Morte, separação, perdas e o processo de luto. *In*: KOVÁCS, Maria Júlia. *Morte e desenvolvimento humano*. São Paulo: Casa do Psicólogo, 1992, p. 149-164.

LACAN, Jacques. O aturdito. *In*: LACAN, Jacques. *Outros Escritos*. Rio de Janeiro: Zahar, 1973, p. 449-497.

LACAN, Jacques. *O Seminário. Livro 10: A angústia*. Rio de Janeiro: Jorge Zahar, 2005.

LACAN, Jacques. *O Seminário. Livro 20: Mais, ainda*. Rio de Janeiro: Zahar, 1985.

LACAN, Jacques. *R, s, i*. Escuela Freudiana de Buenos Aires. Buenos Aires: Biblioteca y Centro de Documentación, 1975.

LACAN, Jacques. *O Seminário. Livro 3: As psicoses*. Rio de Janeiro: Jorge Zahar, 1988.

LACAN, Jacques. O tempo lógico e a asserção da certeza antecipada. *In*: LACAN, Jacques. *Escritos*. Rio de Janeiro: Zahar, 1998.

LAURENT, Eric. El revés del trauma. *Virtualia*, v. 6, p. 2-7, 2002. Disponível em: http://www.revistavirtualia.com/articulos/696/destacados/el-reves--del-trauma. Acesso em: 17 ago. 2018.

LAURENT, Eric. O trauma ao avesso. *Papéis de psicanálise*, Belo Horizonte, v. 1, n. 1, 2004.

LAURENT, Eric. Os tratamentos psicanalíticos das psicoses. *In*:Instituto de Psicanálise e Saúde Mental de Minas Gerais (org.). *Papeis de Psicanálise: As pequenas invenções psicóticas*. Belo Horizonte: Instituto de Psicanálise e Saúde Mental de Minas Gerais, 2006. ano 3, n. 2, p. 15-24.

LEAL, Fernanda Andrade. *A Tristeza comum da mãe*: reflexões sobre o estado psíquico do pós-parto. Curitiba: CRV, 2019.

LEBOVICI, Serge. *A mãe, o bebê e o psicanalista*. Porto Alegre: Artes Médicas, 1987.

LIPOVETSKY, Gilles. *A terceira mulher*: permanência e revolução do feminino. São Paulo: Companhia das Letras, 2000.

MALDONADO, Maria Tereza. *Maternidade e Paternidade*: situações especiais e de crise na família. Petrópolis: Vozes, 1989.

MALDONADO, Maria Tereza. *Psicologia da gravidez*. São Paulo: Saraiva, 2000.

MANNONI, Maud. *A criança retardada e a mãe*. São Paulo: Martins Fontes, 1985.

MATHELIN, Catherine. Da pulsão de morte ao desejo de vida, ou as vicissitudes de uma terapia intensiva. *In*: WANDERLEY, Daniele de Brito (org.). *Agora eu era o rei*: os entraves da prematuridade. Salvador: Ágalma, 1997, p. 61-79.

MATHELIN, Catherine. *O sorriso da Gioconda*: clínica psicanalítica com bebês prematuros. Tradução de Procópio Abreu. Rio de Janeiro: Companhia de Freud, 1999.

MILLER, Jacques-Alain. A criança entre a mulher e a mãe. *Opção Lacaniana Online*, nova série, v. 5, n. 15, 2014. Disponível em: http://www.opcaolacaniana.com.br/pdf/numero_15/crianca_entre_mulher_mae.pdf, Acesso em: 14 maio 2018.

MILLER, Jacques-Alain. *Lacan elucidado*. Rio de Janeiro: Zahar, 1997.

MINAYO, Maria Cecília de Souza. *O desafio do conhecimento*: pesquisa qualitativa em saúde. São Paulo: Hucitec-Abrasco, 1999.

MINAYO, Maria Cecília de Souza. *Pesquisa social*: teoria, método e criatividade. Petrópolis: Editora Vozes, 2002.

MOHALLEM, Léa Neves. Nada como o tempo... — prematuridade e trauma. *In*: MOURA, Marisa Decat de (org.). *Psicanálise e hospital — novas versões do pai*: reprodução assistida e UTI. v. 4. Belo Horizonte: Autêntica/FCH-FUMEC, 2005.

MORETTO, Maria Livia. *O que pode um analista no hospital?* São Paulo: Casa do Psicólogo, 2001.

MORSCH, Denise Streit; BRAGA, Maria Cristina de Almeida. À procura de um encontro perdido: o papel da "preocupação médico-primária" em UTI neonatal. *Revista Latinoamericana de Psicopatologia Fundamental*, v. 10, n. 4, p. 624-636, dez. 2007. Disponível em: DOI: https://doi.org/10.1590/S1415-47142007000400005. Acesso em: 6 mar. 2019.

MOTTA, Eduardo V. da. A compreensão clínica e emocional da prematuridade: o olhar de um obstetra. *In*: RUAS, Teresa Cristina Brito (org.). *Prematuridade extrema*: olhares e experiências. Barueri: Minha Editora, 2017, p. 54-65.

MOURA, Marisa Decat de. Psicanálise e urgência subjetiva. *In*: MOURA, Marisa Decat de (org.). *Psicanálise e hospital*. Rio de Janeiro: Revinter, 2000, p. 3-15.

MULLER GARCEZ, Marcia; HELENA PINTO COHEN, Ruth. Ponderações sobre o tempo em psicanálise e suas relações com a atualidade. *Psicologia em Revista*, Belo Horizonte, v. 17, n. 3, p. 348-362, dez. 2011. Disponível em: http://pepsic.bvsalud.org/scielo.php?script=sci_arttext&pid=S1677-11682011000300002&lng=pt&nrm=iso. Acesso em: 25 jul. 2018.

NADER, Maria Beatriz. *Mulher*: do destino biológico ao destino social. Vitória: EDUFES, 1997.

NETTO, Marcus Vinícius Rezende Fagundes; DUARTE, Leandra Silva. Frankenstein na UTI neonatal: o conflito entre o filho real e o filho imaginário. *Psicanálise e Barroco em Revista*, v. 8, n. 1, p. 175-188, mar. 2019. Disponível em: DOI: https://doi.org/10.9789/1679-9887.2010.v8i1.%25p. Acesso em: 5 maio 2019.

NIX, Carole Isabelle Muller; ANSERMET, François. Prematurity, risk factors and protective factors. *In*: ZEANAH, Charles. *Handbook oh infant mental health*. New York: Gilford Press, 2009, p. 180-196.

NUNES, Silvia Alexim. A medicina social e a questão feminina. *Physis*: Revista de Saúde Coletiva, Rio de Janeiro, IMS/UERJ/Relume Dumara, v. 1, n. 1, p. 49-76, 1991. Disponível em: DOI: https://doi.org/10.1590/S0103-73311991000100003. Acesso em: 17 nov. 2018.

PEREIRA, Halanderson Raymisson da Silva. *Os desdobramentos do feminino na maternidade*: uma escuta psicanalítica de mulheres que tiveram seus filhos(as) acolhidos(as) institucionalmente. (Dissertação Mestrado). Fundação Universidade Federal de Rondônia, Porto Velho, 2014.

PERUCCHI, Juliana; BEIRÃO, Aline Maiochi. Novos arranjos familiares: paternidade, parentalidade e relações de gênero sob o olhar de mulheres chefes de família. *Psicologia Clínica*, v. 19, n. 2, p. 57-69, dez. 2007. Disponível em: DOI: https://doi.org/10.1590/S0103-56652007000200005. Acesso em: 28 out. 2018.

PETRINI, João Carlos. Mudanças sociais e familiares na atualidade: reflexões à luz da história social e da sociologia. *Memorandum*: memória e história em psicologia, v. 8, p. 20-37, abr. 2005. Disponível em: https://periodicos.ufmg.br/index.php/memorandum/article/view/6759. Acesso em: 25 jul. 2023.

PICCININI, Cesar Augusto *et al*. Expectativas e sentimentos da gestante em relação ao seu bebê. *Psicologia*: Teoria e Pesquisa, v. 20, n. 3, p. 223-232, set.-dez. 2004. Disponível em: DOI: https://doi.org/10.1590/S0102-37722004000300003. Acesso em: 24 jan. 2019.

PICCOLI, Alana *et al*. Perfil clínico de neonatos de muito baixo peso internados em uma Unidade de Tratamento Intensivo Neonatal. *Clinical & Biomedical Research*, v. 32, n. 4, 2012. Disponível em: http://www.seer.ufrgs.br/hcpa/article/view/31904. Acesso em: 25 jul. 2023.

PONTALIS, Jean Bertrand; LAPLANCHE, Jean. *Vocabulário da psicanálise*. São Paulo: Martins Fontes, 2001.

QUAYLE, Julieta. Alterações emocionais da gravidez. *In*: ZUGAIB, Marcelo; SANCOVSKI, Mauro (org.). *O pré-natal*. São Paulo: Atheneu, 1991, p. 91-101.

RADES, Erica; BITTAR, Roberto Eduardo; ZUGAIB, Marcelo. Determinantes diretos do parto prematuro eletivo e os resultados neonatais. *RBGO*, v. 26, n. 8, p. 655-682, set. 2004. Disponível em: DOI: https://doi.org/10.1590/S0100-72032004000800010. Acesso em: 15 jul. 2018.

REBUTINI, Patricia Zadorosnei *et al*. Association between COVID-19 pregnant women symptoms severity and placental morphologic features. *Frontiers in Immunology*, v. 12, maio 2021. Disponível em: DOI: https://doi.org/10.3389/fimmu.2021.685919. Acesso em: 5 ago. 2022.

REICHERT, Altamira Pereira da Silva; LINS, Rilávia Naira Paiva; COLLET, Neusa. Humanização do cuidado da UTI neonatal. *Revista Eletrônica de Enfermagem*, v. 9, n. 1, 2007. Disponível em: DOI: https://doi.org/10.5216/ree.v9i1.7148. Acesso em: 15 maio 2018.

REIS, Alberto Olavo Advincula; MARAZINA, Isabel Victoria; GALLO, Paulo Rogério. A humanização na saúde como instância libertadora. *Saúde e Sociedade*, v. 13, dez. 2004. Disponível em: DOI: https://doi.org/10.1590/S0104-12902004000300005. Acesso em: 10 maio 2019.

ROUDINESCO, Élisabeth. *A família em desordem*. Rio de Janeiro: Zahar, 2003.

SALLES, Ana Cristina T. da Costa. A mãe e seu filho doente. *Epistemiossommática*: publicação do Departamento de Psicologia e Psicanálise do Hospital Mater Dei, Belo Horizonte, v. 2, 1992.

SICUTERI, Roberto. *Lilith*: a lua negra. São Paulo: Paz e Terra, 1998.

SILVA, Claudia Osorio da. Trabalho e subjetividade no hospital geral. *Psicologia*: Ciência e Profissão, v. 18, n. 2, p. 26-33, 1998. Disponível em: DOI: https://doi.org/10.1590/S1414-98931998000200005. Acesso em: 24 maio 2019.

SOIFER, Raquel. *Psicologia da gravidez, do parto e do puerpério*. Porto Alegre: Artes Médicas, 1999.

SOLER, Colette. Discurso e Trauma. *In*: ALBERTI, Sonia; RIBEIRO, Maria Anita Carneiro (org.). *Retorno do Exílio*: o corpo entre a Psicanálise e a ciência. Rio de Janeiro: Contra Capa Livraria, 2004.

SOTELO, Ines. *Clínica de la urgencia*. Buenos Aires: Ed. JCE, 2007.

SOTELO, Ines. Que hace un psicoanalista en la urgencia? *In*: SOTELO, Ines. *Perspectivas de la clínica de la urgencia*. Buenos Aires: Grama, 2014, p. 23-30.

SOULÉ, Michel. O filho da cabeça, o filho imaginário. *In*: BRAZELTON, T. Berry *et al. A dinâmica do bebê*. Porto Alegre: Artes Médicas, 1987, p. 132-170.

STERN, Daniel. *A constelação da maternidade*: o panorama da psicoterapia pais/bebê. Porto Alegre: Artes Médicas, 1997.

STERN, Daniel; STERN-BRUSCHMEILER, Nadia; FREELAND, Alison. *El nacimiento de una madre*. España: Paidós, 1999.

STERNICK, Maria Viana de Castro. A Imagem do corpo em Lacan. *Reverso*, v. 32, n. 59, jun. 2010. Disponível em: http://pepsic.bvsalud.org/scielo.php?script=sci_arttext&pid=S0102-73952010000100004. Acesso em: 24 jun. 2018.

SUASSUNA, Ana Maria Vilar. Diagnóstico precoce dos transtornos psíquicos: a influência do diagnóstico pré-natal na formação de possíveis psicopatologias do laço pais-bebê. *In*: BARBOSA, Denise Carvalho; PARLATO-OLIVEIRA, Erika (org.). *Psicanálise e clínica com bebês*: sintoma, tratamento e interdisciplina na primeira infância. São Paulo: Instituto Langage, 2010, p. 139-151.

SZEJER, Myrian; STEWART, Richard. *Nove meses na vida de uma mulher*: uma abordagem psicanalítica da gravidez e do nascimento. São Paulo: Casa do Psicólogo, 1997.

SZEJER, Myrian. Nasce-se pelo menos duas vezes. *In*: SZEJER, Myrian. *Palavras para nascer*: a escuta psicanalítica na maternidade. São Paulo: Casa do Psicólogo, 1999, p. 53-127.

TAVARES, Renata Corbeta. O bebê imaginário: uma breve exploração do conceito. *Revista Brasileira de Psicoterapia (online)*, v. 18, n. 1, p. 68-81, 2016. Disponível em: http://rbp.celg.org.br/detalhe_artigo.asp?id=191. Acesso em: 22 maio 2018.

TURATO, Egberto Ribeiro. Introdução à metodologia da pesquisa clínico-qualitativa: definição e principais características. *Revista Portuguesa de Psicossomática*, v. 2, n. 1, p. 93-108, jan.-jun. 2000. Disponível em: http://www.redalyc.org/articulo.oa?id=28720111. Acesso em: 9 set. 2017.

TURATO, Egberto Ribeiro. *Tratado da metodologia da pesquisa clínico qualitativa*: construção teórico-epistemológica, discussão comparada e aplicação nas áreas da saúde e humanas. Petrópolis: Vozes, 2003.

UCHITEL, Myriam. *Neurose traumática*: uma revisão do conceito de trauma. São Paulo: Casa do Psicólogo, 2001.

VALENTE, Maria L. C. Sintomas apresentados pela gestante e sua correlação com a menarca vivida problematicamente. *Perfil*, Assis, v. 2, p. 23-37, 1989.

VANIER, Catherine. *Premature birth*: the baby, the doctor and the psychoanalyst. Tradução de L. Watson. Inglaterra: Bayard Editions, 2013.

VANIER, Catherine. The relationship between the parentes and the premature baby. *International Forum of Psychoanalysis*, v. 26, n. 1, p. 29-32, abr. 2016. Disponível em: DOI: https://doi.org/10.1080/0803706X.2016.1186837. Acesso em: 17 jul. 2018.

VÉRAS, Renata Meira; VIEIRA, Juna Maria Fernandes; MORAIS, Fátima Raquel Rosado. A maternidade prematura: o suporte emocional através da fé e religiosidade. *Psicologia em Estudo*, v. 15, n. 2, p. 325-332, jun. 2010. Disponível em: https://www.scielo.br/j/pe/a/bqHmzXwkQJYRjR6KRyTpQQd/#. Acesso em: 23 jan. 2018.

VIEIRA, Marcus André. O trauma subjetivo. *Psico* (PUCRS), v. 39, n. 4, p. 509-513, out./dez. 2008. Disponível em: http://revistaseletronicas.pucrs.br/ojs/index.php/revistapsico/article/view/2045/3842. Acesso em: 25 jul. 2023.

VILAS BOAS, Laís. Macêdo.; BRAGA, Maria. Carolina. da Costa.; CHATELARD, Daniela. Scheinkman. Escuta Psicanalítica de Gestantes no Contexto Ambulatorial: uma experiência em grupos de fala. *Psico*, v. 44, n. 1, jan./mar. 2012. Disponível em: https://revistaseletronicas.pucrs.br/ojs/index.php/revistapsico/article/view/8623. Acesso em: 24 jul. 2018.

WINNICOTT, Donald Wood. A preocupação materna primária. *In*: WINNICOTT, Donald Wood. *Da pediatria à psicanálise*: obras escolhidas. Tradução de D. Bogomoletz. Rio de Janeiro: Imago, 2000, p. 399-405.

WORD HEALTH ORGANIZATION. *Preterm Birth*. Disponível em: https://www.who.int/es/news-room/fact-sheets/detail/preterm-birth. Acesso em: 23 jul. 2023.

WORLD HEALTH ORGANIZATION (WHO) *et al*. *CID-11 para estatísticas de mortalidade e morbidade*. Geneva: WHO, 2020.

WORLD HEALTH ORGANIZATION *et al*. *Born too soon*: decade of action on preterm birth. World Health Organization, 2023.

ZALCBERG, Malvine. *A relação mãe-filha*. São Paulo: Elsevier, 2003.

ZALCBERG, Malvine. *Amor paixão feminina*. São Paulo: Elsevier, 2007.

ZEN, Eloísa Troian; MOTTA, Sonia Pereira Pinto. Intervenções precoces com recém-nascidos de risco. *In*: WANDERLEY, Daniele de Brito (org.). *O cravo e a rosa*: a Psicanálise e a Pediatria — um diálogo possível? Salvador: Ágalma, 2008, p. 101-123.

ZORNIG, Silvia. Abu-Jamra.; MORSCH, Denise. Streit.; BRAGA, Nina. Almeida. Os tempos da prematuridade. *Revista Latinoamericana de Psicopatologia Fundamental*, v. 7, n. 4, p. 135-143, out.-dez. 2004. Disponível em: DOI: https://doi.org/10.1590/1415-47142004004009. Acesso em: 24 maio 2018.